Vu de ma fenêtre

Témoignage d'un malade de Parkinson

Récits de vie. Santé et maladie

Cette collection regroupe des récits de vie et témoignages divers concernant la santé, la maladie et aussi la guérison.

Dernières parutions

Benoît Quinquis, *Voyage en Normalaisie. Le pays des gens « normaux » vu par un Asperger* suivi de *Dix signes infaillibles pour ne pas reconnaître un « Aspie »*, 2023.
Benjamin Glémot, *Sortir du silence. Témoignage d'un jeune sourd-implanté*, 2023.
Élizabeth Bougeois, *Paroles de soignantes en période de COVID-19. Les effets loupe de la crise sanitaire sur des pratiques et des ressentis*, 2023.
Maryse Stiernon, *Et maintenant, on fait comment ?*, 2023.
Micheline Thomas-Desplebin, Éléonore Sabarots, *Léo, lumineuse à jamais*, 2023.
Vincent Passerat-Palmbach, *Le petit patient*, 2023.
Marie-Christine Doux, *Fleur profane. Mes amours mystiques*, 2022.
Katouchka Van Ditzhuyzen, *La face cachée de l'inceste. De l'emprise à la femme libre*, 2022.
Gwenaël Bernard, *Charcot ou la vie, il faut choisir, Ligoté au diable*, 2020.
Catherine Klein, *Vivre avec la sclérose en plaques. Le sepien est un être humain comme tout le monde, ou presque,* 2018.
Patricia Zinte, *Vilaine Douleur, Chroniques d'une patiente très patiente,* 2018.
Bernadette Dathie et Galatée Dominique Hirigoyen, *Le destin de Pierre. Autour d'Alzheimer*, 2018.
Guillaume Alemany, *Les aventures de Kawi. Parcours d'un jeune Asperger*, 2017.
Michèle Bertone-Véronèse, *Huit mois en pyjama. Témoignage autour d'un lymphome*, 2017.
Denise Morel-Ferla, *« Maître Alzheimer » et les trous de mémoire*, 2017.
Virginie Burner-Lehner, *La dame en bleu, Le syndrome d'Elhers-Danlos à travers quatre générations d'une famille*, 2016.

Denis Langlet

Vu de ma fenêtre

Témoignage d'un malade de Parkinson

Préface de Florence Lévêque

L'Harmattan

Du même auteur
chez le même éditeur

Les trente glorieuses 1945-1975. Une famille engagée, 2020.

L'économie en ruine. La finance et la fin d'une histoire, 2010.

L'industrie dans la tourmente de la finance, 2008.

5-7, rue de l'Ecole-Polytechnique, 75005 Paris
http://www.editions-harmattan.fr
ISBN : 978-2-14-049814-5
EAN : 9782140498145

Il faut avoir la volonté de vouloir.

Vladimir Jankélévitch[1]

[1] Vladimir Jankélévitch, Philosophe français (1903-1985)

En souvenir d'Olivier
À toutes et tous mes compagnons d'infortune

Pour Marie Claude
À mes ami(e)s
À mes enfants et petits-enfants
Florence, David, Hugo, Emma, Inès,
Camille, Méliani, Yannis, Jade, Louna, Gabriel,
Sophie, Nathalie, Taïna, Soan,
Guillaume,
Romain, Charlène

À mes frères et leurs enfants
Et, bien sûr,
à Françoise qui a tant subi et tant donné

Préface :
Mon père, ce héros !

Je suis honorée d'écrire ces quelques lignes, pour présenter le livre de mon père, à ma façon.

« Vu de ma fenêtre » est d'abord un témoignage, le récit de moments de vie avec la maladie de Parkinson. C'est également une lettre ouverte, adressée aux malades, aux soignants et aux autorités sanitaires.

Dans ce sens, ce livre est un véritable aboutissement pour mon père. Il est le résultat de plusieurs années d'expériences et d'apprentissage de la maladie, de lectures et de recherches sur les origines de la maladie de Parkinson, ses mécanismes, et les stratégies d'adaptation à mettre en œuvre pour limiter les effets secondaires des traitements et freiner son évolution.

Aussi loin que je me souvienne, mon père a toujours été une personne hors du commun, à de nombreux égards. Par sa force, notamment sa force mentale. Par sa tolérance et sa résistance à la douleur. Par sa détermination et sa pugnacité dans ce qu'il entreprend. Par son engagement citoyen et humaniste. Par sa curiosité, sa vivacité d'esprit et sa connaissance pointue des sujets qui l'intéressent. Ce livre lui ressemble.

Oui, mon père a traversé des moments difficiles, des baisses de moral comme des dégradations inquiétantes de son état physique. Et il a toujours su se relever, repartir, rebondir, et retrouver son sourire, son si beau et doux sourire.

Son livre terminé, mon père ressent une grande satisfaction, et une forme d'apaisement, comme après avoir parfaitement mené une mission.

Alors, encore une fois bravo à toi Papa !

Que ton courage, ta combativité et ta résilience soient décuplés, et te permettent de poursuivre ton destin, aussi loin que tu le veux.

Je serai toujours admirative de ce que tu es, simplement.

Florence Lévêque, née Langlet

Mot de l'auteur

Il n'y a aucun doute sur leur objet, ces écrits constituent bien un témoignage. Celui de mon parcours de vie depuis que le diagnostic *« maladie de Parkinson »* a été posé par le neurologue.

Ce témoignage commence par le récit de la déflagration ressentie et subie à l'annonce de celui-ci, un jour de novembre 2006. Âgé, cette année-là de 55 ans, je porte, près de 17 ans plus tard, les dernières corrections au manuscrit. Nous sommes en avril 2023, je suis engagé dans une nouvelle phase de ma résistance opiniâtre à la maladie, par la mise en œuvre d'un traitement mieux adapté à la réduction des effets secondaires.

Mon témoignage n'est pas le premier et ne sera pas le dernier de ce type. Ils sont, dans leur quasi-totalité, des contributions de malades. C'est leur première caractéristique. Une deuxième caractéristique, les auteurs font part de leurs difficultés, des succès éventuels et de leurs espoirs. Pour ces raisons, à l'expression « parcours de soins », je préfère celle d'ailleurs fort utilisée, de « parcours de vie ».

Ma contribution a les mêmes caractéristiques, elle porte sur la période ouverte par le diagnostic de la maladie de Parkinson et se poursuit jusqu'à ce jour. Écrire sur celle-ci est, pour moi une sorte de devoir de mémoire vis-à-vis de ma famille et de mes amis, que j'appelle mes proches, qui m'aident à ne pas renoncer à mes propres envies. À la lecture de ces pages, chacun pourra estimer si leur soutien est utile[2] et mérité ou

---

[2] Si tel est le cas, n'hésitez pas à partager vos sentiments avec un malade ou un de ces proches. Non pas pour délivrer quelques conseils, ce qui serait prétentieux et « à côté », mais pour lui offrir à picorer dans ces pages ce qu'il estime intéressant pour lui ou capable de conforter ses

vain. Tous les malades de Parkinson vous le confirmeront, une des grandes difficultés à laquelle nous nous heurtons est la lassitude. Quant à moi, je me suis retrouvé en ce mois de novembre 2006, au bord d'une route à la direction imposée, et dont je ne connaissais ni la distance à parcourir, ni le relief, ni la destination, ni la nature du matériau. Mais les années passant sont aussi une multitude de petits ou grands événements qui donnent des pistes pour se protéger et résister à cette maladie. Il y a le témoignage du choc provoqué par l'annonce du diagnostic. Il y a la prise de conscience du bouleversement d'un tel verdict, « maladie incurable », sur ma propre vie. Il y a les innombrables difficultés rencontrées dans le parcours de soin, il y a les malentendus, les quiproquos, il y a les faux espoirs, et d'autres moments de vie riches en expériences.

Monsieur Bernot, malade de Parkinson et auteur d'un témoignage publié en 2002, écrit : *« ayant réussi à dompter les agressions de Parkinson, ce qui m'a demandé 12 années, je ne serais pas fier de moi-même si je ne cherchais pas à partager mon expérience avec ceux qui souffrent de ce mal sournois et pernicieux ».* C'est pour les mêmes raisons que j'écris ce livre.

À tous ces arguments, nous pouvons ajouter que mon parcours est à la fois très comparable à celui de tous mes compagnons d'infortune et en même temps, il présente des traits particuliers liés à mon tempérament et mon passé professionnel, et donc mon obstination à chercher des réponses à mes interrogations. Une anecdote permet de mieux comprendre l'attitude à adopter pour nous malades, au milieu des soignants, et face à la maladie. Lors d'une consultation, un éminent professeur m'a fait remarquer qu'à chacune de nos rencontres, je multiplie les pourquoi. Il m'a alors indiqué qu'une caractéristique importante de cette maladie est sa

---

efforts. La liberté à laquelle chacun aspire, m'oblige à rappeler qu'en retour, n'hésitez pas à transmettre à l'auteur critique et contestation.

complexité. Cette complexité, selon lui, nous échappe largement. Ce à quoi je lui fis observer que si complexité il y a, et cette complexité est bien là, elle exprime la présence de très nombreux facteurs contribuant à l'apparition et au développement de cette maladie. À mon sens, on peut interpréter cet état de fait comme la conséquence de notre manque de connaissances. Mais, on peut aussi dire que vu le nombre de facteurs, il est tout à fait imaginable que l'examen des témoignages déjà publiés permette de mettre en évidence le rôle, la fonction et le poids de quelques-uns de ces facteurs, aujourd'hui inconnus. Sous un autre angle, sachant que le complexe est aussi la résultante, la combinaison d'éléments simples, la mise en relation de toutes les connaissances par toutes les spécialités médicales, par toutes les catégories de soignants pourrait ouvrir la voie à un véritable plan de protection du cerveau et d'améliorations de l'état du malade. Alors vous me direz, cela ne donne pas l'accès direct à la guérison. Certes, mais toute découverte partielle va participer à l'amélioration des moyens de résistance à cette maladie et à celle du « confort quotidien » du malade. Même partiel, tout succès mobilise fortement les énergies et doit être disponible pour autrui. Ajoutons que pour vaincre une maladie aussi spécifique à l'être humain, il faut mobiliser et faire converger tous les moyens et les connaissances humaines sur cet objectif. La mise en concurrence des prescriptions et des techniques nuit, entrave et même empêche la mise au point de protocole de soins commun à toutes les équipes de soignants.

Nous disposons déjà de beaucoup d'informations sur le fonctionnement du cerveau. De nombreuses connaissances sur l'impact de nos conditions de vie sur le cerveau lui-même ont été acquises au cours des trente dernières années. Des découvertes essentielles ont été faites telle celle de la Valentonine, dite hormone du sommeil, et de son rôle. L'importance de l'alimentation, la respiration, les émotions, le climat, l'activité physique, intellectuelle sur l'état de chaque humain pour à la fois protéger tous et améliorer le sort des malades. Ne faut-il pas encourager les gens, malades et soignants, à confronter leurs expériences, pour que tous puissent partager les connaissances, « les découvertes » et les encouragements concrets obtenus par l'activité de chacun.

Nous le savons, maintenant beaucoup plus qu'il y a quelques années, il n'y aura pas de solution miracle. Il ne s'agit pas de résoudre une équation, même complexe. Le qualificatif d'implacable peut participer à la définition de son ressenti : cette maladie touche aux neurones, au cerveau qui est un organe interagissant avec tous les autres. Toutes les fonctions, tous les organes sont concernés par cette maladie, car tous seront tôt ou tard touchés. Il faut faire face à toutes les perturbations causées par cette maladie. L'impact énorme de celle-ci procède de sa nature même, elle est avant tout une agression contre un organe essentiel de notre corps. Il faut donc, dans le plan de soins, dresser la liste complète des lésions potentielles sans en mettre aucune de côté (humeur, stature, posture, élocution, audition, vision, le goût, démarche, respiration, digestion, articulations, inflammations, et surtout émotions).

D'autres champs d'investigation, de recherche et d'action thérapeutique s'imposent : par exemple, comment expliquer la forte progression quantitative des femmes et des hommes touchés par la maladie de Parkinson, le rajeunissement des nouveaux cas et parmi eux la présence de tous les métiers et typologies d'activités ? L'environnement dont on parle tant, le bouleversement des conditions de vie et de travail constaté dans notre pays et bien d'autres traits ne prennent-ils pas une place majeure dans ces processus appelés « dégénératifs » ?

Dans tous ces domaines, objectifs, subjectifs ou philosophiques et spirituels, la satisfaction des besoins humains n'est plus au cœur du travail et de la réflexion, mais se trouve de manière accélérée, marginalisée. Notre époque et ses vicissitudes ne sont-elles pas les conséquences de cette compétition effrénée : toujours plus haut, toujours plus fort, toujours plus vite et toujours meilleur que l'autre !

Ainsi, n'apparait-il pas nécessaire, face à l'importante progression de cette grave maladie, que les efforts, les connaissances de tous les soignants des différentes spécialités soient rassemblés, coordonnés ? Nous, malades, avons besoin de toutes les connaissances des soignants et de toutes les expériences de vie des malades.

1re partie : L'annonce

Comment tout a commencé

Le ciel est bleu, les amas boursouflés de cumulonimbus font masse sans menace, pour le troisième jour consécutif. Nous profitons de la douceur automnale et traditionnelle pour ce lieu de vacances. Un bain de mer complète les prescriptions de la médecine allopathique et homéopathique qui sont mon quotidien, de jour comme de nuit depuis le 14 novembre 2006.

Ce jour-là, le neurologue m'annonce le diagnostic de la maladie de Parkinson. La consultation a duré quelques minutes. Après avoir pris les renseignements d'état civil traditionnels, le médecin me saisit le bras gauche mettant en évidence le phénomène dit de la crémaillère, caractéristique de cette pathologie. La crémaillère est la sensation ressentie par le médecin lorsque, prenant dans la paume de sa main le coude du patient, il fait monter et descendre l'avant-bras. Ce mouvement ne se fait plus de manière continue, mais par à-coups.

Puis il me délivre une ordonnance contenant les premières prescriptions, sans faire de commentaires. Au moment de quitter son cabinet, je lui fais part de mon étonnement devant la façon dont a été faite cette annonce, et le ton choisi. « *Docteur, vous m'annoncez cela comme s'il s'agissait d'une simple grippe !* » Le sol se dérobe déjà sous mes pas, je ne peux ici reproduire sa réponse, car je n'en ai aucun souvenir, si ce n'est une tentative d'atténuer le choc ressenti.

Ayant rejoint le parking attenant à cette clinique, je m'effondre en larmes, la tête sur le volant, à l'abri des regards. L'heure avancée dans l'après-midi et la pluie en cours me dissimulent au regard des allées et venues de cette clinique.

Durant un peu moins de trois heures, je reste immobile, calé dans le siège conducteur, les mains crispées sur le volant sans avoir la force de quitter ce parking et sa grisaille.

Nous sommes en 2006, soit il y a près de 17 ans. Le verdict est tombé. Oh pardon, le diagnostic de maladie de Parkinson a été porté. Aucun rapport avec un verdict de cour de justice, n'est-ce pas ? Oui et non ! voilà une réponse de normand, je n'en suis pas coutumier. Mais une fois l'annonce faite, je ne suis déjà plus le même. Outre l'immense tristesse qui m'envahit, je pressens, je sens un basculement de tout mon être vers un espace inconnu et sombre. Je suis comme suspendu en l'air. Sous mes pieds, le sol gris et quelconque est encore là, et pourtant j'ai l'impression de ne plus toucher terre. Cette maladie et plus précisément son diagnostic me semblent étrangers. Il y a erreur. Ce n'est pas moi le gars abasourdi, le teint crayeux, tétanisé par le diagnostic : maladie de Parkinson.

INCURABLE, UN MOT TERRIBLE

La consultation a été brève, mais des mots terribles ont été prononcés : neurones décimés, évolution imprévisible et le pire, incurable. Je n'en sais pas plus et pourtant, elle apparait synonyme de désastre personnel total. Certes son existence et son appellation ne me sont pas inconnues, mais l'image qu'elle évoque est celle d'un homme âgé, au pas incertain à la marche lente et hachée, la silhouette figée, légèrement voutée, la tête poussée vers l'avant par un cou rigide. Comment deviner ce qu'elle est vraiment ? Comment s'imaginer être frappé par cette grave maladie aussi jeune ? Hier, la maladie de Parkinson apparaissait essentiellement chez les plus de 75 ans. Aujourd'hui, elle étend son emprise sur des sujets de plus en plus jeunes. Encore en activité professionnelle, je viens d'avoir 55 ans, quand le diagnostic est porté. Nous sommes ainsi des milliers[3] chaque année à être frappés par cette

[3] 27 000 cas diagnostiqués pour la seule année 2021.

maladie et pour lesquels, ni l'hérédité, ni le vieillissement même accéléré ne peuvent être invoqués comme étant la cause essentielle ou dominante de son apparition. Chez moi, l'annonce de la maladie se traduit par un éboulement, c'est-à-dire une succession de difficultés physiques, la maladie touchant tous les organes un par un. Dans le même temps, l'augmentation du nombre de cas jeunes ouvre d'autres champs de réflexion sur les conditions d'apparition de la maladie et sur une plus grande efficacité dans les traitements qui lui sont opposés.

Revenons à la fin de la consultation. Oui, le diagnostic annoncé sonne comme une lourde peine prononcée à l'unanimité par le jury d'un tribunal correctionnel. Un monde s'effondre, j'en avais la conviction intime. Mes crises de larmes sont entrecoupées de coups de colère avec ces questions aussi stupides qu'incontournables : *« pourquoi moi ? Qu'ai-je fait pour mériter un tel sort* ? » Un profond sentiment d'injustice m'envahit.

Le regard des autres, émoi et moi

Après le choc de l'annonce, un malaise me gagne et s'installe. L'impression d'être vu, regardé, dévisagé s'immisce progressivement dans le flux de mes pensées. Marcher à son rythme, celui de son humeur ou de ses besoins devient difficile. Le pas devient hésitant, en fait je me sens fragilisé à un tel point qu'un simple regard d'autrui transforme très vite cette sensation de fragilité en doute sur mes propres capacités à me mouvoir tout simplement. Cette impression d'être exposé au regard de tous exerce une pression à l'intensité variable. Mon propre état est sous la dépendance du regard des autres. Se sentir diminué ou ne plus avoir la capacité de, apparait comme la menace permanente d'une défaillance qui tend à me déstabiliser. Je deviens un guetteur de regard, un détecteur d'attitudes supposées. Sans le savoir, je suis entré dans une phase déroutante de cette maladie, une phase longue de déconstruction-reconstruction de moi-même. Les conséquences sont multiples.

Mon propre regard a tendance à se porter vers le sol, entrainant avec lui la tête. Pencher la tête, ne plus se caler sur l'horizon, baisser les yeux est une des marques de la maladie de Parkinson. L'hypersensibilité en est le trait le plus déroutant des premiers mois de la maladie. Un rien et je me mets à pleurer. Cela ne favorise pas la station droite, tête haute et regard clair. Quelques mois plus tard, ces larmes - *que d'eau ! Que d'eau !* s'accompagnent d'un début de perte de contrôle de la posture. Ce sont d'abord des torsions du buste, plus ou moins prononcées puis ces mouvements erratiques s'accélèrent et par vagues successives et saccadées vous submergent. Ce phénomène, en s'accentuant, peut vous bousculer et vous comprimer pendant plusieurs heures. Être secoué dans tous les sens, sans véritable répit, outre la fatigue induite, est difficile à supporter tant physiquement que moralement. L'avantage de la tête baissée est qu'il est impossible de croiser mon regard. Certains petits mammifères, tels les rongeurs, se déplacent ainsi, le museau au ras du sol. Leur quête de nourriture s'arrête à intervalles réguliers, leur permettant de vérifier d'un regard que le champ est libre. Cette manifestation de mon état personnel s'atténuera avec la compréhension du but recherché par moi-même.

Horloge et autonomie

Je ne suis pas sûr du tout que l'expression utilisée « *avec le diagnostic, ma vie a basculé dans un autre monde* » soit véritablement ajustée. Je pense que le vrai changement réside dans celui du centre de gravité de la vie. Retraité, soumis aux caprices d'une maladie chronique, ma première préoccupation n'est plus « *Bonjour Monsieur, quelle heure est-il ?* ». Le temps qui passe relève des souvenirs. Ma première préoccupation est de maintenir à toutes forces mon autonomie. Mais on devine déjà que pour le malade, l'important c'est d'éviter la dégringolade, alors que pour les « bien-portants », le temps est la préoccupation qui rythme leur journée.

Tête baissée et inclinée vers le côté gauche, la stature secouée par le boitillement jambe gauche (encore la gauche !), épiant la réaction des présents par d'incessants et furtifs coups d'œil aux alentours, je sens une pression de plus en plus forte sur mon corps. Celui-ci est régulièrement secoué par des mouvements erratiques, notamment des bras. Le regard braqué vers le sol, le souhait de disparaître sous terre me saisit. La perspective de devenir autruche n'est pas réconfortante, je sens mon état psychique contaminé par ces pertes successives de confiance. Le glissement de la conscience de soi jusqu'à la lisière du mépris de soi s'opère. Des questions m'assaillent dont aucune ne trouve de réponse. Plus tard, après une période d'apprentissage difficile et chaotique, il apparait que certaines questions n'ont pas lieu d'être, mais c'est plus tard, beaucoup plus tard que je le comprends. Pour l'instant, le regard cherche une bouée, une aide, un regard compatissant. Si aucune tête amie n'apparait, je me contente d'une preuve même fugitive d'un brin de compréhension. Si le coup d'œil circulaire balayant l'espace proche ne croise aucun regard hostile ni des yeux troublés par ces bizarreries, l'apaisement ne fait pas pour autant surface. Une autre inquiétude s'immisce, la solitude. La supposée perte de reconnaissance, un regard désapprobateur et marginalisant devient préférable à l'évitement et à l'indifférence.

Petit à petit, je suis privé de la première conquête de l'homme, que chacun doit se réapproprier afin de s'éloigner de sa génitrice et s'engager dans le cycle de la vie humaine - à savoir la marche. Je perds pied (facile, mais tellement vrai et tentant). Entrainé par ce torrent de questionnements et d'incertitudes, je suis happé par les tourbillons des angoisses enfantines. Je suis projetée à mes dépens dans l'irrationnel de la formation de mon inconscient m'obligeant à faire face à des questions dont l'esquive était encore hier possible.

Alors commence cette lente plongée dans le Moi pour soi. En suspension dans les cauchemars denses et aigus alimentés par les douleurs nocturnes, je ne peux me détacher de ces scènes dont je suis le héros martyrisé. L'enjeu est connu de tous : brusquement quitter les ténèbres en ayant résisté à la douleur, atteindre le lever du jour, vérifier que l'ensemble draps, literie et moi-même sont présentables après une nuit agitée, secouée par des angoisses à l'amplitude décuplée par l'effet nuit.

ÉCRIRE, ÉCRIRE ET ENCORE ÉCRIRE

Je me suis enfin résolu à reprendre l'écriture sur ce parcours qui est le mien, celui de cette nouvelle génération de malades de Parkinson. Le philosophe chinois, Confucius, a dit « *l'expérience est une lanterne qui éclaire le chemin parcouru* ». Cette sentence a le mérite de nous prémunir contre une certaine vanité qui consisterait à affecter à ces écrits une valeur qu'ils n'ont pas. L'objet n'est pas de révéler quelque innovation dans les moyens thérapeutiques mis en œuvre dans le cas de cette pathologie. Il ne s'agit pas de partager et d'étudier les dernières découvertes et connaissances fondamentales sur la nature et les caractéristiques de cette maladie. Cela est du domaine de la médecine et des secteurs de la recherche fondamentale et appliquée. Cela n'empêche absolument pas d'ailleurs, les témoignages de patients d'alimenter les unités de recherche en informations sur la maladie à travers leur vécu. Il est maintenant démontré que *la qualité des relations maladie-médecin-patient a un impact puissant sur les résultats des soins prodigués et l'acceptation du traitement par ce dernier.*

En toile de fond, en surface, entre deux eaux, recouvert par ces dizaines de recommandations raisonnées, jaillissant de chaque faille de soi-même, toujours présent, quel que soit le propos ou le contexte, sous contrôle ou hors contrôle, comme un cri puissant et strident ou sous la forme pondérée d'une remarque policée et pertinente, il y a cet impérieux besoin de faire connaitre, de partager, avec tous ceux qui veulent bien l'entendre, l'incroyable impact de cette maladie sur soi. Sur soi, c'est-à-dire sur son corps et son allure, sur son humeur et son énergie disponible…bref sur son être et son paraître !

LE LION ET LE RAT

La relation autorité médicale/malade fait penser à une fable de la Fontaine, le lion et le rat. Le lion prisonnier d'un filet dont il ne peut se débarrasser malgré sa puissance est sauvé par l'intervention du rat dont les incisives aiguisées se jouent des mailles du filet. La morale est connue « *On a toujours besoin d'un plus petit que soi.* »

Transposée sur le sujet qui nous préoccupe, cette morale signifie que le centre de l'attention de tous les soignants doit être le malade et son ressenti. Certes, le malade est affaibli, fatigué, ou a souvent tendance à déprimer, non sans raison d'ailleurs. L'une d'entre elles est la perception de la multiplication des situations dans lesquelles, son corps, sous l'emprise de la maladie de Parkinson, ne répond plus à ses besoins, ses envies et sa nature humaine. Il faut se raisonner, pas facile ! Attention au trop-plein de frustrations. Celles-ci ont quotidiennement, l'occasion de se multiplier. D'une part, la sensibilité à fleur de peau rend parfois très difficile cette prise de distance pourtant nécessaire à la protection de soi et d'autre part, la tendance dans nos sociétés actuelles à multiplier les interdits pour tenter de conjurer les contradictions, devient ardu à supporter pour un malade handicapé, c'est-à-dire déjà sous le regard lourd des préjugés et des règles conformistes silencieuses, mais pleines d'interdits. Chaque diagnostiqué maladie de Parkinson, s'il est sollicité par l'équipe soignante dès la consultation d'annonce, peut devenir une source d'informations précieuse pour définir l'état du stade atteint. Et ainsi passer du patient abasourdi par le diagnostic de maladie de Parkinson, désorienté, démuni, ne sachant à qui s'adresser, au malade engagé vis-à-vis de lui-même et de l'équipe soignante. Il n'est nul besoin d'être soi-même médecin pour devenir un élément actif des dispositions prises sinon guérir, du moins desserrer l'étau de la maladie.

Tous ceux qui, en ces débuts de maladie déclarée, me croisant ou m'apercevant, viennent à ma rencontre pour échanger quelques mots vous le confirmeront. La discussion avec moi est difficile. En effet, c'est souvent avec passion que je raconte mes dernières « découvertes » concernant la maladie de Parkinson et plus généralement dans le domaine des maladies neurodégénératives dont on connait si peu de choses. Le « on » désigne ici le grand public et non les équipes de chercheurs exerçant leurs talents au sein des laboratoires de biologie, pharmacologie physique, chimie ou intégrés dans les équipes de soignants des CHU (Centres Hospitaliers Universitaires).

Bravant mes angoisses provoquées par ce diagnostic, et mon immense détresse à la noirceur insondable qui a suivi, je m'étourdis dans le flot de mes paroles. Avant ce choc, ce mot ne faisait pas partie de mon quotidien, je n'avais croisé que dans les livres, le mot *détresse,* ce sentiment de « trop plein vide ».

Par chance, la solitude tant ressentie par chacun d'entre nous placé dans de telles circonstances m'a épargné autant que faire se peut, grâce à l'amitié, au dévouement et à la solidité de liens affectueux de nombreux proches. Cela ne signifie pas que nous ayons évité la tempête. Une tempête aux mécanismes inconnus de tous, aux rafales soudaines et violentes, suivies d'accalmies trompeuses, à la durée imprévisible et à l'apaisement peu profitable car suspect quant à leurs origines. Cette maladie est génératrice à l'infini de quiproquos dévastateurs.

Qu'est-ce qu'un quiproquo ? Un quiproquo est un échange verbal dans lequel au moins un des interlocuteurs comprend autre chose que ce qui vient d'être dit. Précisons, ce qui vient d'être dit n'est pas forcément ce qui a voulu être dit. Les dégâts de ces quiproquos sont d'autant plus importants qu'il y a souvent usurpation d'identité. Qui parle ? Moi-même, tel que les connaissances s'en souviennent, ou moi-même plus la maladie sans que personne ne connaisse les proportions de ce mélange où la maladie s'exprime par ma bouche sans mon accord.

DÉNI ET RESSENTI

La gravité et la dureté de cette maladie invalidante, encore largement méconnue, font de celle-ci une véritable et douloureuse épreuve. Depuis que le diagnostic de maladie de Parkinson a été porté, je fais face à cette situation bouleversante, pour moi bien sûr, mais aussi pour mes très proches : épouse et enfants. L'annonce du diagnostic m'a projeté dans un autre monde, un monde sans mes points de repère habituels. J'ai instantanément ressenti la maladie comme une profonde injustice. Sans aucune connaissance particulière dans le domaine médical et sans stratégie de résistance, je décide de dire non à cette maladie, arc bouté sur une conviction : *« Je dois, je peux vaincre ! non pas la maladie de Parkinson en général, mais celle qui envahit ma vie en commençant par la bouleverser »*. À ce jour, le déni est encore présent dans ma famille, inconsciemment, à des degrés divers selon chacun d'entre nous. Il est plus subtil à débusquer, car se combinant avec une réflexion réelle de chacun et de tous, menée depuis tant d'années.

Le plus réticent à se dégager du « déni » est - oh surprise - le malade lui-même. N'oublions pas que celui-ci porte la charge de la maladie, maladie difficile à cerner, maladie à la présence si forte qu'elle peut apparaitre comme *dominatrice et possédant une réelle autonomie.* En effet, il n'est pas rare d'entendre un malade, affecté par la maladie de Parkinson, s'adresser à elle à voix haute. Ce faisant, il lui donne une personnalité qui finit par coller à la peau. Et je me surprends parfois à tenter de réaliser des actions rendues pourtant hors de portée par la maladie. Dans ces moments-là, celle-ci se rappelle à vous ! Insistons, cette maladie m'est étrangère, elle est le produit d'une agression extérieure.

« SEUL CELUI QUI CHERCHE LA VICTOIRE TOTALE, OBTIENT DES SUCCÈS PARTIELS »

Répétant à l'envi cette formule, et la saisissant tel un bouclier, je m'abrite derrière elle et la martèle en guise de réponse aux interrogations de mes très proches, toutes légitimes, certaines muettes. Les énervements, les coups de colère sont compréhensibles. Les formes explosives du comportement de chacun font partie des traits de caractère individuels. En aucune manière ils ne peuvent constituer des éléments et des moyens de la construction des réponses de type *Quoi faire ? Que faire ?*

Outre le fait que la colère est consommatrice d'énergie, donc aussi cause d'affaiblissement de l'organisme, elle crée un état particulier que l'expression populaire *« il est hors de lui* » décrit assez bien. Bien entendu, la description de cet état ne peut se résumer à cette expression de bon sens. Parfois les entraves de cette maladie deviennent si insupportables que seul un coup de colère pourra libérer l'énergie permettant de surmonter cette impasse. Cela dit, la priorité de la démarche n'est pas la quantification la plus précise possible de la charge émotionnelle de l'état de colère du patient. Là est le rôle significatif de la psychologie. Le recours aux psychologues est totalement justifié sur ces questions. Ainsi, j'ai bénéficié de l'aide efficace de la psychologue à la clinique, qui a ouvert un processus de reconstruction atténuant ma colère et par cet apaisement, m'a permis de m'engager dans un début de réflexion positive. Content ? Pas content ! la maladie est là. Le mal a dit. Il faut se poser, écouter, s'écouter et patiemment, ardemment, avec rage parfois, la prendre en considération pour en prendre la mesure et accepter sa présence sous peine, en niant la réalité, de s'empêcher de surmonter cet abîme.

SOLITUDE

À la question, vous êtes-vous senti déjà seul dans votre vie, chacun instantanément et sans délai répond oui bien sûr. Nous avons tous des exemples en tête, la solitude est un ressenti très répandu. Mais de quelle solitude parle-t-on ? Celle de Robinson Crusoé seul sur son île déserte ou la solitude de celui qui osa décider, le 15 janvier 2009, d'amerrir sur le fleuve Hudson.

La solitude de ce commandant de bord aux commandes de l'A320 est immense lorsqu'il est brusquement confronté à une avarie moteur. La gravité de celle-ci impose un atterrissage dans les meilleurs délais. La tour de contrôle transmet un nouveau plan de vol, répondant à cette nécessité.

Mais lui sait que la distance à parcourir proposée est trop grande. Après consultation de son copilote, il décide seul de ne pas appliquer le nouveau plan de vol et bifurque en direction du fleuve. Le pilote parfaitement expérimenté connait les caractéristiques de l'appareil qu'il a en main, comme celles du fleuve l'Hudson. Son expérience est source de confiance, et s'il respecte toutes les exigences propres à l'aviation, le but de n'avoir aucune victime sera atteint. Sa décision prise, sa solitude s'est encore amplifiée, puisqu'il a coupé toute possibilité de discussion avec la tour de contrôle. Cette décision de ne pas respecter le nouveau plan de vol accroît encore plus sa solitude. Nous avons là un bel exemple de ce à quoi nous sommes confrontés. Le savoir et la connaissance sont indispensables pour trouver une solution et prendre les bonnes décisions. Mais le savoir et la connaissance empruntent aussi le chemin de la solitude. Les pannes moteur, au sens propre comme au sens figuré, provoquent la nécessité de la décision.

Le malade ressent le qualificatif « incurable » ou l'expression « maladie de longue durée » comme une sentence définitive qui le plonge dans une grande solitude. Même dans le cas où celui-ci, par fatalité, finit par accepter l'issue contenue dans le mot incurable, il ne trouve pas son compte dans ce type de relation.

Et contrairement au commandant de bord devenu célèbre par sa capacité de prise de décision, la solitude dans laquelle le malade est projeté par le terrible diagnostic n'est pas conjuguée avec le savoir et la connaissance. C'est là que commencent les difficultés. Le médecin possède les connaissances de sa qualification et le malade pour s'exprimer ne dispose que de son ressenti.

Toute remarque, même faite avec politesse, peut être saisie comme une remise en cause de celui qui par ses fonctions est censé posséder le savoir. La conséquence de ces relations m'a placé dans une situation d'infériorité qui ne favorise pas mon engagement dans la poursuite des soins. Et certaines remarques peuvent devenir acerbes, cinglantes et dispendieuses d'énergie pourtant bien utile pour les jours à venir.

Soutien avisé

Malgré mon malheur, j'ai bénéficié et bénéficie encore du soutien avisé d'un médecin. Celui-ci a su me faire confiance assurant ainsi l'accès à mes ressources les plus vitales.

Parce qu'il a trouvé mes questions légitimes, nous avons pu bâtir ensemble et à son initiative une relation soignant/ malade féconde se substituant partiellement à ce sentiment d'isolement et de solitude qui encore aujourd'hui peut m'étreindre.

Ce diagnostic d'une maladie de longue durée ouvre une période au cours de laquelle il n'y a plus aucune référence au temps qui passe. Plus précisément, nous avons tout le temps nécessaire pour réfléchir, ressentir, évaluer la maladie. C'est à ce moment-là que les soignants doivent porter leur attention vers le patient.

À l'appréhension du futur immédiat se mêlent toutes les inquiétudes liées au mystère de cette maladie. Les plus grandes sommités médicales rajoutent le qualificatif « neuro-dégénérative », qui signifie un processus interne à son propre organisme sans que ce qualificatif constitue une indication sur l'origine de celle-ci.

Dans ce résumé du parcours du malade à travers la maladie, les occasions ne manquent pas qu'il soit saisi par la solitude et par cette forme d'isolement dû à l'impuissance. Il a souvent été dit que personnellement, je rencontrais quelques difficultés de relation avec l'autorité et la hiérarchie. En quelques mots, j'ai expliqué ici ce qui à mon avis n'est pas spécifique à ma propre personne et si partager les expériences de chacun a un sens, souhaitons que les quelques phrases qui suivent donneront envie à d'autres d'être indiscipliné et désobéissant.

ORIGINES

Cette maladie très complexe n'intervient jamais seule. Elle est à la fois provoquée et accompagnatrice d'autres maux dont les plus fréquents sont les douleurs chroniques conséquentes aux blessures de la colonne vertébrale. Nombreux parmi les malades de Parkinson sont ceux qui de mois en mois souffrent de sciatique, cruralgie ou autres difficultés dues aux tassements des vertèbres. Certains soignants indiquent, avec beaucoup de bon sens, que la priorité doit être le soin des maux de dos, permettant ainsi de restaurer un terrain favorable à la résistance à la maladie de Parkinson. J'ai sûrement commis l'erreur de penser que les deux pouvaient être menés de front.

Mais de fait, la maladie de Parkinson étant initiée à mon avis par le caractère chronique et puissant des douleurs vertébrales, il est difficile de traiter une question sans faire front à l'autre. Revenons sur l'expansion de la maladie vers les plus jeunes. La seule différence significative entre il y a 40 ans et aujourd'hui, ce sont les conditions de vie. Les conditions d'existence sont un des facteurs fondamentaux dans la compréhension de l'apparition et du développement de cette maladie, comme d'autres maladies chroniques d'ailleurs.

Tous les sujets qui sont touchés ont de commun que leurs conditions de vie ont été bouleversées. Qu'est-ce que j'appelle conditions de vie ? Tous les aspects de la vie : l'alimentation, l'état physique, l'état psychique, l'état des relations au sein de la famille, l'état des relations au sein de la communauté et même l'état des relations entre les couches sociales du pays. Prenons l'exemple de la pollution. La pollution est mesurée depuis peu de temps, et les impacts de ces mesures sont relativement faibles. Il n'y a pas que le jeune enfant sujet à des crises d'asthme qui devrait alerter les autorités médicales sur la gravité de l'état de notre environnement. Un autre aspect semble tout à fait spécifique de ce type de maladie, c'est la situation du cerveau. Le cerveau est un organe très complexe et très perfectionné, aux possibilités non encore totalement connues. Contrairement à n'importe quel sous-ensemble d'une machine, aucun d'entre nous n'est alerté, averti ou informé des conditions d'utilisation du cerveau pour que celui-ci donne satisfaction sans endommager les circuits et les connexions qui le constituent.

Chacun sait par exemple qu'un appareil dont les conditions d'utilisation nominales indiquent 220 volts ne doit surtout pas être alimenté en 320 volts sous peine de destruction. Or, aucun d'entre nous n'a été alerté à un moment de sa vie, notamment à l'adolescence, sur les conditions optimales de fonctionnement du cerveau et sur les besoins et précautions dans son utilisation. Ainsi la fatigue jusqu'à l'épuisement est un terreau d'implantation de ces maladies neurologiques.

Savez-vous que la place du sommeil est capitale pour régénérer les zones secrétant les neurotransmetteurs ? La nuit est utilisée par le cerveau pour effectuer toutes les réparations nécessaires. On oublie trop souvent les précautions élémentaires à prendre pour le protéger.

Le cerveau est un organe du corps humain. Il n'a pas d'autonomie par rapport à celui-ci. Il est un sous-ensemble permettant à la totalité du corps de fonctionner. L'objectif prioritaire du cerveau est d'assurer la survie de l'être vivant. En ce domaine, chacun peut faire l'expérience sans avoir aucune compétence, que le cerveau ne se trompe jamais. Si vous tentez de traverser la rue sans préalablement regarder à gauche et à droite, et si au moment où vous avancez un véhicule apparait, immédiatement le cerveau donne l'ordre de faire machine arrière.

En conséquence, chacun de nous doit prendre conscience de ses propres besoins de protection. Le médecin doit solliciter le patient pour qu'il décrive avec le plus de précisions possible ses conditions de vie incluant les conditions de travail. La description des chocs subis (chocs physiques ou psychologiques) constitue une source inégalée d'informations traçant même en pointillés les possibilités de résistance à l'évolution et à la propagation de cette maladie. Il n'est pas indifférent de constater que tous les sujets concernés ont subi dans les années précédant le diagnostic un choc physique significatif et un choc psychique violent.

Le cas le plus célèbre est celui de Mohamed Ali, sportif hors pair et homme exceptionnel. Chacun concernant ce champion s'accorde à situer l'origine de sa maladie de Parkinson dans les chocs, il est vrai très sérieux, qu'il a subi en tant que boxeur. Pour ceux de sa génération, le simple rappel de l'image du poing de Joe Frazier qui a fait tomber l'idole, est une explication suffisante pour définir l'origine du mal. Un journaliste présent lors de ce fameux combat a eu l'intelligence de revisionner la scène et a saisi précisément le regard de Mohamed Ali quelques fractions de seconde avant que l'uppercut fracasse en trois endroits sa mâchoire. L'image avait capté la peur dans le regard du champion. D'où la question de ce journaliste : « alors, vous avez eu peur du poing ? » Ali lui a répondu : « sûrement pas, j'ai eu peur de perdre ma couronne ». Cette couronne est celle de champion du monde. Sans le savoir, il a donc révélé au monde qu'un choc psychologique pouvait être aussi puissant et destructeur qu'un coup de poing de Joe Frazier.

Même chez un sujet aussi exposé aux coups que l'était Mohamed Ali, ces conditions de vie, en tant que boxeur professionnel, ne suffisaient pas à expliquer qu'il fut la victime de la maladie de Parkinson. Cependant, par rapport à beaucoup d'autres, le choc de la perte de son titre a été considérable. Depuis celui de champion olympique, en passant par les deux titres mondiaux, cet homme a été l'objet de répression et de persécution inégalées. Mais à chacun de ses titres, correspond une décision de justice ou des autorités de la boxe professionnelle, lui retirant sur le tapis vert ce qu'il avait conquis sur le ring.

Les soignants, les médecins spécialistes possèdent déjà une très grande connaissance, même si celle-ci est insuffisante pour imaginer de leur point de vue la proximité ou la faisabilité d'une guérison. Cela dit, à aucun moment, en tant que patient je n'ai été questionné sur ma vie, et les chocs physiques ou émotionnels subis.

Et si d'aventure, cela intéresse quelqu'un, il s'apercevrait que dans la catégorie chocs il y en a largement assez pour provoquer l'apparition de la maladie. Cela donne un avant-goût des incompréhensions et des frustrations que j'ai pu accumuler. Ne pas être questionné, ne pas faire l'objet d'investigations spécifiques, empêche que le patient devienne acteur direct des soins et des dispositions que son état exige. L'écoute, l'attention, la curiosité de l'équipe médicale ne changent pas son niveau initial de connaissances, mais en soulignant la place centrale du patient lors des consultations, le soignant suscite une empathie réciproque.

Le patient a ensuite le souci de bien faire et stimulant ainsi l'attention et la disponibilité du médecin pour lui venir en aide, à lui qui est au cœur de l'orage.

2e partie : Vu de ma fenêtre

Mon petit coin de banlieue

Nous sommes le 2 octobre 2020. L'été est fini. Le temps est de saison. Gris, pluie fine. L'écriture de ce récit peut commencer. Les conditions sont bonnes. Sous mes yeux ne gronde pas le fracas des vagues puissantes et amples de l'océan s'abattant sur la falaise graniteuse et ruisselante. Nous ne sommes pas au cap Horn. Cette nature puissante et sauvage ne constitue pas un des lieux d'aventure de héros romanesques, emportés par le galop de leurs destriers.

De la salle de séjour, mon regard fixe ce petit coin de banlieue. Je suis un gars du midi, né à Tarascon aux confins de la Camargue, joyau de cette région dont les dominantes fascinent. Le delta du Rhône, les taureaux avec leurs musculatures spectaculaires, et les marais salants lieux de rassemblement des flamants roses qui font l'admiration de tous.

Pourquoi donc s'attarder à décrire un coin de banlieue, cela peut paraître étrange. Les idées reçues sur la banlieue sont plutôt des idées grises, laborieuses, faites de nécessité et de restriction. Tout dans nos banlieues peut à priori être opposé à la vie, certes désordonnée, mais bien éclairée avec le soleil et le ciel de Provence. La véritable raison n'est pourtant pas celle-là. Aujourd'hui, je constate mon attachement réel à ce quartier dans lequel se créent, se lient et se délient des liens amicaux, de voisinage, d'entraide qui sont parfois non seulement solidaires, mais chaleureux et souvent plus spontanés que l'accent ensoleillé de la Provence. Dans la lutte contre une maladie, il y a au moins une certitude, à savoir nul ne sait quand le point final sera mis à celle-ci. Pour moi ce point sera victorieux. Mais quand ? Le quand étant sans réponse, l'environnement proche prend une importance nouvelle. Or, il se trouve que ce quartier a été bâti collectivement par les propres mains de ceux qui vont en devenir les habitants. Et cela est peut-être, pour ma génération, la raison de cette empathie toujours prompte à s'exprimer. La solitude dont nous avons parlé, ainsi que ses difficultés, est moins dure à supporter « sous le soleil » comme le dit la chanson. Ayant vécu les deux, moi qui adore le soleil, je préfère cette sorte de générosité des habitants de mon quartier. La description qui va suivre sera jugée par chaque acteur, mais pour moi avant d'être une chose de style elle est un hommage à ceux qui l'habitent.

Rien d'original. Un bout de jardin traversé par une allée, en ciment gris, serpentant sans grâce jusqu'à la grille en fer forgé, symbole, dans les années soixante, de l'accession à la propriété pavillonnaire. Passée la grille, une voie urbaine à sens unique sépare cette rangée de logements individuels d'une série d'immeubles de cinq niveaux. Une hauteur raisonnable, estiment les urbanistes.

Il s'agit, sans bouger, de porter mon regard sur l'espace délimité par l'encadrement de la fenêtre derrière laquelle est posée une table de travail. Cet espace est celui que mon regard peut balayer chaque fois que je relève la tête. Il s'impose à moi et peut même diluer les pensées brouillonnes, mais fertiles pour l'écriture à venir. *Vu de ma fenêtre*, pris au pied de la lettre, prend ainsi tout son sens. Le geste de lever la tête est un mouvement fréquent chez quiconque qui, assis à sa table de travail, réalise les écritures, le courrier ou le classement exigés par notre quotidien de citoyen et consommateur. Tel un pécheur sous-marin en apnée venant régulièrement à la surface pour aspirer goulument une bouffée d'air, chaque regard lancé par-delà la fenêtre assure un instant de quiétude et remplit les yeux d'un peu de lumière végétale. Malgré ses limites, l'importance de cette ouverture au monde ne s'est jamais démentie, au contraire.

Sous la forme d'un récit, il s'agit de décrire des moments marquants, à mes yeux, *vus de ma fenêtre,* de ma vie de malade. L'observation est une des plus anciennes méthodes d'évaluation de l'environnement et de collecte des informations essentielles à la vie et à la survie de l'espèce. Durant toute notre scolarité, de l'apprentissage de la lecture à l'étude du mouvement des planètes en passant par l'initiation à la poésie et les inoubliables travaux pratiques des sciences naturelles, l'observation est le pilier pédagogique incontestable des cursus scolaires et des parcours éducatifs.

Évidence, certainement. Rappel trivial, peut-être, mais sûrement pas inutile. Les règles séculaires de l'observation ne sont pas modifiées par l'apport des hautes technologies. Celles-ci peuvent rendre observable ce qui, hier, restait hors de portée. Mais aussi spectaculaire que soit le progrès, rien ne remplace une première observation rigoureuse du patient par le médecin traitant, utilisant ses propres sens. Le toucher, l'examen visuel, l'écoute sont des sources d'information inestimables et spécifiques au patient. Cet aspect sera repris plus loin, notamment dans la prise en compte du ressenti des patients par eux-mêmes, et par les soignants.

Afin de clarifier mon propos, il est utile d'observer les relations entre cette maladie et la situation de la personne assise derrière la fenêtre. Le confinement et autres restrictions à nos déplacements, établis par les autorités face à une pandémie indomptée, rend ce besoin d'ailleurs et d'extérieur puissant et pesant. Les sept mois précédents, passés en clinique dont deux mois reclus dans une chambre donnent sans conteste à l'enfermement subi, un caractère oppressant et anxiogène.

Le travail d'écriture à cette table avec vue sur ce morceau de jardin devient dans ces circonstances un luxe et une position privilégiée. Et pourtant !

Restons encore quelques instants à cette vue de ma fenêtre. L'un de ces immeubles barre mon champ visuel et limite sa profondeur à quelques encablures. Sa proximité de mon poste d'observation donne à ce volume parallélépipédique un caractère imposant et un peu écrasant. Posé en travers de ma perspective, il offre au regard deux faces, tout d'abord celle du petit côté droit. Pignon aveugle, chaque matin inondé de lumière tandis que file dans l'ombre, sur ma gauche, la deuxième face, ne laissant entrevoir que le premier tiers de cette façade côté rue et sur laquelle sont accrochés les balcons par groupe de quatre. Dans la rue mitoyenne, les entrées de l'immeuble ne sont pas visibles de la fenêtre, camouflées par la végétation.

D'un regard, il est possible de dénombrer les troènes, alignés et taillés, remplissant leur fonction traditionnelle : faire haie de séparation avec le jardin suivant et matérialiser la limite de propriété. Proche de ceux-ci, un cerisier plutôt de taille moyenne, un charme, un groupe de genêts faisant boule, un pied de romarin et quelques parterres de fleurs mêlées, sans oublier, aux beaux jours, les bacs de géraniums rouge écarlate ni les roses disputant aux marguerites la place la plus exposée aux regards. D'autres aussi postulent au rang de star : le cerisier, le printemps venu, prépare une floraison chaque année plus éblouissante.

Pour être complet, il ne faut pas omettre les deux pylônes en béton armé, situés côté rue. Le plus haut des deux supporte l'alimentation électrique. Au second, plus modeste, sont arrimés les câbles fournissant les liaisons internet et téléphone pour les logements du quartier. Indéniablement, cette vue témoigne que la banlieue est branchée, un peu au détriment de l'esthétique, mais ce choix-là n'est pas proposé.

Chaque jour, le regard découvre de nouvelles teintes et de nouveaux motifs. Le passage des saisons, la luminosité et ses variations, l'intensité du vent, la météo du jour, le type de regard, pour ne citer que ces aspects, contribuent à la composition aperçue. Jamais deux fois la même vue. Les combinaisons sont en nombre infini.

LES CASTORS

À l'origine, les jardins des logements individualisés communiquent entre eux et les haies séparatrices ne sont pas de mise, conséquence du souffle collectif et solidaire impulsé par les constructeurs de ce lotissement implanté quartier des graviers. Étant leurs propres constructeurs, tout naturellement ils se sont appelés les Castors. Cette initiative prise collectivement à la fin des années cinquante a permis à ces familles associées d'accéder à la propriété de leur logement, celui-ci étant neuf et équipé de sanitaire moderne. Dans les années cinquante, les réalisations des castors sont, pour la majorité du pays, ce à quoi elle n'ose même pas rêver, tant les revenus sont modestes et les sans-logis nombreux.

Bien sûr, les castors de Massy et d'ailleurs ont concédé des sacrifices pour réussir à toucher au but, dont celui de creuser, ferrailler, tasser, bâtir, aligner, mesurer, bétonner, cimenter, enduire, talocher, poncer, élever, scier, clouer, souder, peindre, raboter, ajuster et tant d'autres gestes dont la conjugaison dans le temps et l'espace transforme les matériaux acquis en bâti et ceux qui les font en héros pour toutes ces familles rassemblées et hérauts de bonne nouvelle. C'est fait, fini, presque, mais entrez, c'est votre chez vous. Un tel résultat compense et récompense les jours fériés travaillés, les fins d'après-midi sur le chantier jusqu'à la nuit tombée et les week-ends plombés.

Ils ont mérité du titre des castors, comme eux, solides et ne reculant pas devant la tâche. Ils ont fait plus. Chacun a décidé en conscience que l'aspiration à son chez-soi mérite qu'il soit façonné par ses propres mains dans et par un groupement collectif. Difficultés communes, solutions partagées, entraides assurées, gestes gratuits, amitiés généreuses, mauvaises humeurs ou changeantes et mauvais coucheurs imposés, mais aussi fou rire aux raisons vite envolées, mais aux éclats inoubliables. L'action collective, avec ses jours sans et ses jours avec, est souvent source de souvenirs communs tout en contribuant à donner à la personnalité de chacun une certaine épaisseur et un peu d'humilité. Bref, cela forge le caractère. Lors des assemblées du syndic, les motifs d'indignation, les questions ou interventions de ces pionniers encore présents, ont toujours, quelle que soit leur opinion, une teinte, un souci du concret et du bien commun propre à leur expérience commune de castors.

Une partie de nos idéaux initiaux a éclaté sur les brisants de l'ignorance, du conformisme élitaire et des stratégies menant à l'impasse. Tout n'a pas disparu, éparpillé ; ce qu'il en reste nourrit l'attachement de la plupart des résidents pour ce quartier. Après plus de six mois d'hospitalisation, je réintègre ce quartier et bénéficie aussi de son histoire particulière.

Il est peut-être plus facile ici qu'ailleurs, d'adresser la parole aux voisins, de s'enquérir des autres, de recevoir un peu de compassion, et le salut échangé entre habitants du quartier, sur le chemin de la gare ou en direction de la place commerçante, peut y être spontané et amical. C'est un réconfort pour le malade que je suis, en attente de soutien concret et pratique. Outre les visites répétées pour me venir en aide, il est arrivé que l'on me ramène chez moi porté par des voisins !

Parler à son cerveau

« *Santé, succès, bien-être* ». Six fois de suite, je répète cette phrase. Il est 14 h, et comme je l'ai moi-même établi, tous les jours cette phrase est répétée à intervalles réguliers tout au long de la journée, une heure après chaque prise de cachet : 3 fois au début de la journée de soin, c'est-à-dire à 8h, 6 fois à 14 h et 9 fois à 20h. Pour quelles raisons en suis-je là ? Est-ce un appel à des sciences occultes ? De la magie ? Ni l'un ni l'autre. C'est la prise en compte de la place particulière du cerveau. Depuis quasiment le début de l'apparition de la maladie, je suis persuadé que le cerveau a les moyens de rétablir non pas la situation antérieure, mais un fonctionnement non contradictoire avec une vie normale. La phrase répétée imprime à mon cerveau la primauté du soin contre Parkinson, quoi qu'on fasse.

Sous forme de boutade, j'avais indiqué à certains médecins qu'il n'était pas imaginable qu'un organe aussi complexe, flexible et évolutif ne dispose pas en son sein d'un service de réparation. Je souhaite cependant vous livrer en quelques phrases mon approche de la maladie et ma conviction que le malade a la possibilité d'agir directement et consciemment sur celle-ci. Il faut parler à son cerveau.

Cette maladie est une maladie neurodégénérative, incurable, ayant pour principale conséquence une difficulté grandissante au mouvement. Me concernant, le premier mouvement affecté fut celui du ballant des bras. Au lieu de se balancer au rythme de la marche, ils semblaient figés. Plus exactement, un seul de ces bras. Le bras gauche. Je souffrais effectivement d'une tendinite, mais celle-ci était aussi la conséquence d'un début de Parkinson. J'ai appris depuis que cette mésaventure a été partagée par de nombreux compagnons d'infortune. Le cerveau est unc pièce maîtresse du système humain. Soyons factuels. Pourquoi cette maladie s'est-elle étendue dans deux directions ces dernières années ? Réservée à des adultes de plus de 75 ans, en général masculins, la maladie de Parkinson s'est étendue à une population plus jeune, des sujets de moins de 30 ans pouvant être touchés. De nombreuses questions se sont accumulées au fur et à mesure des années de maladie, qui ont toutes une seule et même réponse de la part des autorités médicales : « Je vous le répète, cette maladie est très complexe ».

C'est précisément là que réside un désaccord. Il est évident pour moi qu'il faille une grande motivation pour faire au moins ce qui est recommandé pour résister à cette maladie. La meilleure motivation, à mon avis, est la conviction de notre capacité à vaincre cette maladie pour tenter de sortir de l'impasse dans laquelle elle nous met. La complexité peut-être aussi une chance. Ce n'est pas la maladie qui est complexe, c'est l'organe touché qui l'est. Et nous aurons vaincu la maladie avant d'avoir dominé cette complexité cérébrale. Cette complexité s'exprime par le fait que des milliers de facteurs interviennent dans le fonctionnent du cerveau.

J'ai une conviction forte : au-delà des préjugés et des idées toutes faites, le malade, par son ressenti possède la connaissance d'éléments fondamentaux pour bâtir le succès total des soins contre Parkinson. Tous les spécialistes s'accordent à reconnaître qu'à l'origine de l'apparition de la maladie, il y a en général deux chocs : un choc physique et un choc psychologique. Dans les deux cas, le cerveau a été malmené, maltraité. Il lui a été demandé au-delà de ce qu'il pouvait supporter. Dans la vie courante, il n'existe aucun exemple de système, organe, machine dont on ne connait pas les limites avant sa mise en route. Si on prend l'exemple de la force musculaire, elle est appréciée, entretenue, mesurée et rétablie quand une blessure musculaire intervient. Ainsi, le soignant peut, après diagnostic, estimer la charge maximale de poids que le membre peut supporter pendant la rééducation. Quelles indications avons-nous sur les limites du fonctionnement du cerveau ? Quelles sont les conditions à respecter impérativement pour éviter toute dérive entrainant une blessure. Lors d'un AVC, l'imagerie médicale de haute technologie peut même fournir l'ampleur de la zone touchée.

Je suis toujours frappé par le constat suivant : mon état moral, les émotions rencontrées ont un impact immédiat sur les symptômes subis et leur ampleur. Comment mesurer une émotion ? Seul le ressenti du malade, à ce jour, donne une indication de son intensité. Les soignants ont la connaissance, notamment les neurologues, et les malades ont aussi eux une forme de connaissance, à savoir le ressenti. Si elle est précédée d'une contrariété ou d'une inquiétude, la dyskinésie ou la survenue de crampes prennent une ampleur incroyable et incontrôlable.

Cette maladie lourde, complexe et peu connue

Dans quel état d'esprit l'objet de ce livre sera accueilli, d'abord par mes compagnons d'infortune, les malades de Parkinson, et ensuite plus largement par tous ceux que les aléas de la vie amènent ou ont amenés à fréquenter, voire à prendre en charge un de leur concitoyen en général membre de leur famille, frappé par cette maladie.

Voici la présentation de cette maladie par Gabriel Combris, publiée dans La lettre Directe Santé : « *Il faut avoir personnellement connu un malade pour comprendre que Parkinson a quelque chose de vraiment tragique, maladie cruelle qui confronte un esprit encore vif à la détresse « d'habiter » un corps, qui chaque jour lui échappe un peu plus* ». Cette définition me convient tout à fait, je la trouve pertinente et très juste. J'ajouterais mon ressenti personnel. Oui, la maladie rend prisonnier de son corps. De plus, elle vous rend soumis à vos émotions.

Prenons l'exemple des effets secondaires appelés aussi effets indésirables, du médicament Stalevo contenant la L-dopa insuffisamment produite par mon organisme. L'effet indésirable dont je parle est l'effet paradoxal suivant : la prise du cachet de Stalevo - dans mon plan de soins, il y a 8 prises par jour (une toutes les 3 heures), provoque des crampes des muscles et des tendons, du gros orteil, puis du pied et de la cheville, du mollet, du genou, de la cuisse et enfin des fessiers. Le cachet qui doit vous redonner la mobilité et la locomotion commence par vous en priver. Régulièrement la question m'est posée, « combien de temps dure cette privation ? ». Je suis incapable de répondre. Après avoir essayé de nombreuses méthodes, le constat est le suivant : se masser, boire de l'eau à fort dosage de magnésium, les recettes connues ne sont que partiellement efficaces. Si au moment de la prise, vous avez un ressenti négatif ou une contrariété, alors le cachet déclenche sans délai un blocage total des membres inférieurs. Et ce blocage peut s'estomper graduellement, au bout de 10 minutes ou 3h30 ! Il peut aussi se transformer en blocage total. Après vérification, il apparait que le relâchement a été déclenché par une expression positive.

Il peut apparaitre étonnant, mais le cerveau peut libérer en quelques secondes les sangles installées autour des pieds, des genoux et des fémurs, car c'est ainsi qu'est ressenti le blocage. Nous ne sommes pas dans le rationnel, car personne ne peut croire qu'à peine présent en bouche, le cachet a un effet sur l'organisme. Ce n'est donc pas la composition chimique du cachet qui intervient, c'est sa signification que j'appelle émotion et qui marque le début du processus de blocage. Je trouve impressionnant la rapidité de la ligature immobilisant fermement ou mollement, et sa capacité à moduler la tension des liens interdisant toute locomotion. Telle est cette sensation : une émotion inégalée, un comportement non ajusté, un oubli préjudiciable, une attitude dérangeante, et hop la tension surgit.

La connaissance du mal qui nous frappe est un objectif élémentaire pour quiconque préfère vivre les yeux ouverts. C'est une gageure, car nous nous heurtons, pour accéder à ces connaissances élémentaires, au mur de l'ignorance et aux citadelles des hiérarchies du savoir. Je n'apprendrais rien à personne en ce domaine. C'est pourquoi la question de l'état d'esprit du malade revient forcément au premier plan. Car pour affronter la complexité de ce mal, il faut en quelque sorte transformer le subi en une série d'objectifs personnels ouvrant la possibilité de succès. La notion de succès ici est bien sûr relative.

Trop de sujets, malades comme moi, font à mon avis fausse route en se comparant, quel qu'en soit le domaine, à un bien portant. Même dans nos cours de sciences naturelles, on nous apprend à comparer les caractéristiques d'un sujet aux valeurs moyennes de son espèce.

Comme toute maladie invalidante, celle-ci nous fait quitter l'espèce humaine classique. Cela n'a pas que des inconvénients, mais il faut absolument en avoir conscience, afin d'éviter de sombrer dans l'aigreur.

Il y a une caractéristique indispensable à préciser, afin d'éviter des quiproquos toujours sources de complications dans les relations humaines. Cette caractéristique est le rapport au temps. Cette donnée est mesurable. Elle est définie dans le monde entier, et elle est comparable. En tant que variable, elle est distincte de toutes les autres. Les caractéristiques de cette donnée fixent elles-mêmes un rapport au temps. Il est clair qu'un individu comme moi, retraité, malade et handicapé, n'a pas le même rapport au temps qu'une personne en pleine activité et en bonne santé.

Pour cette dernière, toutes ses journées sont définies par l'heure, la durée, bref, par le temps qui passe. La capacité de chacun à vivre au rythme imposé à l'ensemble de la société définit largement sa place et son être. Pour le malade, son point de repère dominant est son degré d'autonomie et sa capacité à la préserver en faisant fi du temps passé.

De la naissance jusqu'au dernier quart d'heure, tout est question d'horaire, de durée, de « timing », de séquencement et de planning.

Nous savons par expérience que l'écoulement du temps, tel qu'il est mesuré par les horloges atomiques, ne concerne plus une personne comme moi, c'est-à-dire malade et retraité. L'être ne peut persister dans toute sa signification que dans le faire. Chaque perte de savoir-faire, aussi minime soit-elle, entame son autonomie en tant qu'être. Et tout handicapé l'a appris et l'apprend à ses dépens : dans la société actuelle, une perte d'autonomie fait de vous un cas particulier, un cas à part dont la spécificité doit être prise en compte dès l'instant où vous êtes candidat à une activité. Votre présence impose aux autres des gestes, actions, échanges et initiatives assurant la satisfaction de votre demande, elle-même conséquente de votre état. Ce constat est à l'origine du sentiment d'infériorité, et provoque facilement le sentiment d'humiliation, même si l'entourage ne cherche pas à vous diminuer.

Parlons simplement. Il n'est pas utile, ni intéressant, d'écrire sur cette maladie, et donc un peu sur soi-même dans l'état de colère qu'a provoqué l'annonce du diagnostic. Il n'est pas possible non plus que le récit baigne dans les références aux périodes de douleurs aiguës, se mélangeant aux premiers effets secondaires des médicaments prescrits par les neurologues. Cette volonté de ne pas écrire sous l'emprise de la douleur et de ne pas y faire référence explique les nombreux arrêts ou temps morts dans cette écriture, qui pourraient apparaitre au lecteur avisé sous la forme de ruptures de rythme incongrues ou d'incohérences.

Laissons de côté aussi un profond sentiment d'injustice que chacun ressent lorsque lui est annoncé qu'il est atteint d'une maladie incurable. Réglons cette question une fois pour toutes. Le qualificatif incurable n'a jamais eu pour moi d'autre signification que l'expression d'un renoncement. En effet, que chacun cite une seule maladie qui avant d'être guérissable, n'ai pas été incurable. Personnellement, il ne m'était pas possible d'envisager un quelconque renoncement face à cette maladie, et pour une raison simple : quels que soient les péripéties décevantes, les rendez-vous manqués, et certaines grisailles du quotidien, j'ai avec la vie une relation passionnelle. Un des aspects de cette relation est une certaine obstination à rechercher le contact avec les autres, à m'amuser, à rire et à me nourrir de moqueries. La vérité vraie, comme disent les enfants, est qu'en tout instant je baigne dans la recherche du plaisir d'être aimé. Faire pour faire plaisir à quelqu'un libère des forces immenses et suscite une créativité quotidienne qui peut même amener à une grande fierté.

APRÈS LE CHOC DE L'ANNONCE, CELUI DU BOULEVERSEMENT DU QUOTIDIEN

La difficulté majeure dont je peux parler, et dont j'estime qu'elle est en tête de liste par son insupportabilité, est la suivante : dès l'instant où vous êtes frappé par cette maladie, dont tous ceux qui vous entourent savent sans le comprendre qu'elle est incurable et que cela ne va pas aller en s'améliorant, vous ressentez que vous n'êtes plus considéré comme auparavant. Ce ressenti n'est d'ailleurs pas forcément exact puisque les très proches font abstraction de ce handicap.

Notre situation personnelle change aussi brutalement, vue de celui qui vous observe ou vous entoure, mais n'est pas ressentie par soi-même. Les attitudes qu'imposent cette maladie, et de manière générale tout ce qui nous distingue des autres transforment le mari, le père, le fils, l'ami en une charge et en source potentielle de problèmes dont malheureusement chacun ignore l'importance et l'impact.

Le cas le plus concret est la préparation d'un rendez-vous. Je pars d'une hypothèse que, comme moi, vous n'avez plus le loisir de conduire un véhicule. Il ne s'agit pas d'une décision, mais une précaution imposée par le constat d'endormissement possible au volant, telles des coupures d'alimentation. Je fais appel à mes amis, à ma famille, et à une société de taxis. Un impératif s'impose : fixer l'heure de départ.

Si devant autrui, la personne aidant présente à ce moment-là, ajoute à voix haute « non, cette heure ne convient pas, il faut ajouter un quart d'heure ou une demi-heure. Tu sais maintenant, le temps que tu mets à te préparer ». D'autres variantes existent, comme « non, il faut ajouter un quart d'heure ou une demi-heure, car quand l'heure du rendez-vous prévu arrive tu as toujours quelque chose d'imprévu à faire ». Cette réflexion du quotidien banale me rend à chaque fois chiffonné, vexé et j'ai un ressenti désagréable. Disons qu'au minimum, cette intervention, dans sa forme, n'est pas valorisante. Aujourd'hui malade depuis plus de 17 ans, les membres de ma famille et les aidants ont appris largement la délicatesse.

Depuis le début de cette maladie, je mets un point d'honneur à me lever, me laver, m'habiller, me déshabiller sans aide, et ce, quel que soit le temps nécessaire pour cela. Mon point de vue est simple, tout ce que je sais encore faire doit être entretenu quoi qu'il m'en coûte. Toutes les aides partent d'un bon sentiment et sont souvent justifiées par l'expression « laisse-toi aider, on gagnera du temps ». Ce temps gagné est en fait la perte d'une occasion d'entrainer son corps à réaliser des gestes du quotidien, fondement de l'autonomie, et qui sont réalisés sans automatisme, mais par le contrôle de soi. Et cela demande beaucoup d'énergie. En ce sens, l'aidant doit permettre au patient de faire et d'être lui-même et donc de le protéger de l'environnement des biens portants.

De la même manière, j'estime utile de ne pas prendre pour limitation le premier ressenti. Chaque jour doit apporter une réalisation au-delà de ce que je pensais à ma portée. Ce petit succès est le socle de la résistance à la lassitude et nourrit la fierté de l'être. De nombreuses équipes médicales ont constaté que l'engagement systématique et répété dans une activité sportive tels la gymnastique, le vélo d'appartement ou la danse sur une musique rythmée ralentit l'emprise de la maladie. Par exemple, je consacre en moyenne plus de trente-cinq minutes par jour au vélo d'intérieur.

Double clic

La question « As-tu pensé à écrire sur cette épreuve ? » est rapidement apparue, la réponse positive aussi. Il y a d'abord le plaisir d'écrire puis la satisfaction de pouvoir écrire. Il y a l'espoir que ces écrits seront utiles ou susciteront quelques émotions de nombreux malades qui ont déjà publié le leur et dont quelques-uns ont obtenu un certain succès. Avant cela, il y a la capacité à écrire. Avoir en permanence à l'esprit que l'écrit est destiné à être lu. Le travail d'écriture a un enjeu important, celui de maintenir et développer le goût et l'attirance pour la lecture. La lecture est une voie d'accès essentielle à la connaissance, contre l'ignorance.

Un témoignage récemment publié a particulièrement attiré mon attention. Son titre *double clic !* nous concerne à tous points de vue : pour écrire sur un ordinateur, le double clic la souris symbolise la rapidité d'accès à un fichier de données ou de textes. Son utilisation suppose un opérateur suffisamment habile pour ne pas dégrader cette symbolique du double clic.

Avec la maladie de Parkinson, l'enjeu est simple, clairement balisé : se saisir de la souris, visualiser le pointeur, le positionner au point choisi, et finalement, sitôt ce positionnement confirmé par l'affichage écran du message idoine, réaliser le double clic exigé. La difficulté est là, à cet instant ! la sollicitation du doigt, le majeur, chargé du double clic peut provoquer un léger mouvement de celui-ci, déclenchant à son tour, un bougé du curseur, empêchant la finalisation de la séquence « double clic » initiée par l'opérateur. Patatrac ! il faut reprendre l'action en son début.

Attention, à mon avis, nous sommes ici au cœur de la véritable nature de la maladie de Parkinson. De la capacité à surmonter cette difficulté dépend celle de la résistance à la pression de la maladie.

Dix-huit minutes ont été nécessaires pour réaliser ce geste supposé être instantané. Dix-huit minutes, soit quasiment l'éternité dans l'univers de l'automatisation et des ordinateurs « crachant » les calculs les plus complexes en quelques millisecondes. Il faut avoir beaucoup d'humour, ce qui doit être le cas de cet auteur, pour mettre en avant une faiblesse et même une limitation appelée handicap. Combien de fois, devant mon incapacité à éviter la fuite du curseur avant le deuxième clic, une rage m'envahit aggravant encore un peu plus la condamnation et la vanité de mes efforts. Pourquoi ne pas reconnaître ce handicap et donc accepter que la bureautique ne soit plus un domaine où je peux m'aventurer. Le plus contrariant réside dans l'ampleur des conséquences de cette situation et des difficultés à y faire face.

AUJOURD'HUI N'EST PAS UN BON JOUR !

La tête légèrement penchée vers l'avant et plus fortement inclinée vers la gauche, le visage quelque peu figé, les lèvres serrées, desquelles s'échappe, à peine audible, une sorte de grognement continu, enveloppé par une humeur moyenne, bonjour l'ambiance ! Depuis de longs mois, je suis devenu inaudible pour la plupart de mes connaissances, qu'elles soient très proches, cercle familial, ou plus éloignées. Cette extinction partielle de ma voix n'a pas une seule origine, par exemple psychique, quoique !? Depuis, j'ai appris que toute manifestation dans le domaine du vivant est la résultante de très nombreux paramètres.

Dans bien des domaines, l'empreinte de la maladie de Parkinson est perceptible. Cette maladie est terrible. Insidieuse, elle s'attaque à la source des capacités humaines de vie et de survie en provoquant la mort de neurones spécialisés dans la sécrétion d'un neurotransmetteur appelé la dopamine. La dopamine est indispensable à l'initialisation, la stimulation et la coordination des mouvements.

Ce neurotransmetteur est aussi directement impliqué dans la gestion des milliers d'informations collectées par nos sens sur l'état de l'environnement dans lequel nous vivons et nous nous déplaçons. L'étendue des domaines et des fonctions concernés par la sécrétion de la dopamine permet de dire que toutes les parties constituantes de l'organisme humain vivant peuvent être affectées, déréglées ou dégradées par le raccourcissement de la durée de vie des neurones générateurs de dopamine.

En général, les premiers symptômes apparaissent dans les membres côté gauche pour les droitiers et côté droit pour les gauchers. Plus exactement, les premiers symptômes détectés se manifestent dans les premières difficultés à maintenir une marche assurée avec une tendance à la perte d'équilibre.

Mais il faut garder à l'esprit que d'autres et très nombreux éléments constitutifs de votre organisme sont déjà impactés par cette maladie. Cette complexité provoque de nombreux quiproquos et désarçonne très souvent le sujet. En même temps, cette complexité lui offre de nombreuses possibilités d'intervention pour résister au mieux à la maladie. Que la gestion de la locomotion et celle des émotions se situent dans la même zone cérébrale (locus Niger) a au moins une raison pratique évidente, celle de l'efficacité. Cohabitant avec des prédateurs, la peur doit déclencher dans les plus brefs délais la fuite. L'ordre donné par le cerveau est de courir ! À l'inverse, lors de la chasse, par exemple, la vue du gibier déclenche l'arrêt de tous mouvements afin d'éviter que soit décelée sa présence. Mais l'expression « gestion des émotions » est ambiguë et restrictive. Il ne s'agit pas simplement des émotions, mais de toutes les informations que nos cinq sens peuvent capter. Il est frappant de constater que le traitement de ces données est affecté sur plusieurs points : la capacité à fixer l'ordre de priorité de traitement de ces données, la reconnaissance de la nature de celles-ci, etc.

Une des manifestations de cette altération est le constat que le sujet a la plus grande difficulté à maintenir son attention sur une question donnée et il est sans cesse invité, attiré par un autre événement ou une autre information. Cette attirance peut même aller jusqu'à l'abandon de l'exécution de la première tâche, le changement de l'objet de l'activité en cours. Concrètement il ressort un désordre indiscutable. Est-il possible en décidant soi-même d'un ordre de priorité, de limiter les dégâts de cette altération fâcheuse ? Il semble que se contraindre soi-même à finir à tout prix une action commencée est une attitude bénéfique. Évidemment, cela demande un effort qui peut apparaitre disproportionné tant la maladie s'oppose à toute concentration durable. Si cette force est trop puissante, il vaut mieux tout arrêter, changer de décor et aller prendre l'air !

Les spécialistes appellent cela l'entrée dans la phase du déni et soulignent que l'efficacité des soins prodigués n'est pas améliorée par la colère ni par l'acharnement volontariste. À chacun de juger et de choisir l'attitude la plus appropriée.

L'acceptation de cet état annoncé serait le chemin le plus raisonnable pour toute personne atteinte d'une maladie neurologique. Ce jour-là et les suivants, je ne suis en mesure ni en état d'entendre le mot « acceptation ». Remarquons que cette question n'est pas seulement difficile pour le patient, mais aussi pour le médecin. Car comment expliquer le peu de commentaires et le peu d'explications délivrées ce jour-là par ce spécialiste ? Que personne ne cherche dans la direction de l'incompétence. Plus tard, des preuves incontestables de l'ampleur de ses connaissances m'ont été apportées. Son silence n'est pas synonyme d'ignorance, mais je suppose qu'il exprime une forme d'humilité devant une maladie dont il n'a pas oublié de me rappeler qu'elle est incurable.

Ce rappel est exprimé sur un ton très neutre, comme si le sujet de l'entretien était d'une banalité affligeante, comme si les réponses à mes interrogations relevaient de l'évidence et étaient des lapalissades trop souvent répétées. Immanquablement, à la suite de la réaffirmation du caractère incurable de cette maladie vient le chapitre de l'hérédité familiale. Évidemment, personne n'émet l'hypothèse d'une quelconque relation entre incurable et héréditaire. Il s'agit d'un pur hasard si cette question est abordée à ce moment de la consultation, c'est-à-dire dans les derniers instants. Cette maladie étant classée incurable, rien ne doit être négligé, ni la piste des aïeuls, ni toute autre suggestion ! Place à la créativité.

La télévision, ah la télévision !

Pour la première fois, j'ose faire partager un conseil « médical ». Ce conseil est simple : regarder la télévision aux moments critiques de la journée. Il est aussi facile à suivre. Car la première personne à rendre visite à un malade dans sa chambre lors de son hospitalisation est la ou le représentant.e du loueur de télévision, personne ne peut y échapper ! Il reste à chacun d'allumer sa télévision à l'heure choisie, par exemple au moment difficile de la tombée du jour, entre chien et loup.

Pour assurer un impact certain sur le stress, je choisis les documentaires animaliers, c'est-à-dire une situation et un environnement aux antipodes de notre quotidien. Pour susciter au mieux l'envie de les regarder, j'ai décrit – tirée de mon imagination – la présentation suivante de ce type de reportage.

Quatre lions occupent le sommet aplani d'une ancienne termitière désertée. Allongés, tous dans la même direction, ils semblent à la fin de leur sieste. Les deux plus jeunes, les yeux encore clos, ont la tête délicatement posée sur leurs pattes avant légèrement repliées. À leur droite, le troisième a la tête relevée, mais le corps toujours souplement au repos, les quatre pattes alignées deux à deux. Seul le quatrième apparait éveillé, la tête droite, les yeux encore mi-clos et le regard déjà posé sur l'horizon. Les cicatrices visibles sur son dos, sa posture indéniablement dominatrice, les légers mouvements de tête permettant de vérifier régulièrement la présence des trois autres membres du clan, tout cela manifeste que celui-ci, est non seulement un adulte aguerri, mais aussi vraisemblablement le chef du clan.

D'ailleurs, quelques instants plus tard, après un léger grognement découvrant ses crocs de fauve, celui-ci se dresse sur ses pattes de devant, s'étire lentement, sa peau parcourue par quelques tressautements. Aucune compagne n'est présente à leurs côtés ni même aux alentours. Ce n'est donc pas le préambule d'une chasse classique. Devant eux la grande plaine est jaunie par le soleil, l'air ondule sous l'effet de la chaleur intense. Les tressautements de ses flancs s'accélèrent, le sol vibre, l'horizon se remplit d'épaisses volutes ocre, couleur de la terre argileuse transformée en poussière, elle-même projetée dans les airs sous l'impact de milliers de sabots des gnous en transhumance. Précédant ce troupeau dense et décidé, un bruit lourd couvre la savane jusqu'à devenir assourdissant lors de l'apparition de la tête du troupeau. Les quatre lions sont en position, impassibles dans le vacarme, les trois plus jeunes légèrement en retrait, laissant cette masse impressionnante et puissante obliquer sur sa droite en direction du fleuve. Quand ils se laissent glisser au bas de leur promontoire et s'élancent courant sur un seul front, alors l'image se fige, laisse place à une annonce de la régie, le reportage animalier reprenant à sa suite. Assis dans son fauteuil roulant, l'homme, malade de Parkinson, semble calme, apaisé dirait l'équipe soignante. En tout cas, le résultat est là. Regarder la télévision peut être non seulement instructif, mais éloigne indéniablement le risque de crise d'angoisse chez ce patient.

La solitude participe souvent du terrain favorable au développement d'inquiétudes. En fin d'après-midi ou en début de soirée, ce sentiment de solitude peut tarauder et assombrir n'importe lequel d'entre nous, les *neuro-confinés*. Une compagnie bienveillante protège de ce mal-être, en l'absence de celle-ci, la télévision peut partiellement pallier cette absence. Un reportage sur un pays lointain, un documentaire soigné, et nombreux sont de qualité, permettent de diminuer et même d'éviter le recours à un quelconque anxiolytique. Telle pourrait être ma première prescription dans le monde actuel des manipulateurs dominateurs.

Qui sommes-nous ? Que voulons-nous ? Il serait facile d'ironiser. Regarder la télévision serait pour la majorité d'entre nous un facteur décisif d'endormissement ou de somnolence. De là à dire que cela peut figurer dans une ordonnance médicale serait donner une vertu qu'aucune chaîne de télévision, en bouquet ou en fibre optique, ne possède. Mais, la télévision a de multiples avantages. Il est clair qu'elle fait passer le temps et cette question est loin d'être négligeable, surtout dans les cas de longs séjours. L'actualité a sévèrement révélé l'état exact du système de soin dans notre pays et la dramatique pénurie en personnel qualifié et disponible. Une des premières conséquences de cette situation de sous-effectif est la plus grande difficulté pour le personnel soignant d'être présent auprès des malades.

Il y a des nécessités qui s'imposent en priorité dans leur journée de travail comme la distribution à chacun des médicaments correspondant au traitement prescrit. Passer un moment, même bref, auprès de chaque malade devient de plus en plus rare et pourtant le corps médical sait parfaitement que cette présence de professionnels de santé permet d'abord une meilleure compréhension par le malade des soins qui lui sont prodigués, assurant ainsi un engagement du malade dans la lutte contre la maladie. Nous reviendrons sur ces questions délicates et graves, et plus généralement sur l'enjeu d'un redéveloppement des moyens pour la santé publique.

Outre le réconfort que cela procure au patient, la présence empathique de personnel compétent est l'occasion d'une collecte d'informations sur son état sanitaire, ses conditions de vie, et sa réaction aux traitements en cours. Toute amélioration de la connaissance précise par l'équipe médicale dans ces domaines intervient directement dans la rémission des maux.

ÉPARGNEZ-NOUS !

Les maladies neurologiques du type Parkinson sont qualifiées de dégénératives. Ceci est une définition générale, vague et peu informative des réels processus mis en œuvre par et dans le cerveau, ainsi que les dérèglements et les lésions provoqués par la maladie. Quelle trouvaille que ce qualificatif « dégénérative » pour une maladie dont on sait si peu de choses. Quoi qu'il en soit, c'est dur à porter ! Après l'annonce du diagnostic, j'ai eu l'impression d'être projeté dans un dédale de pièces sombres, uniformément sombres. Ajuster sa vision à cette pénombre nécessite plus qu'un plissement ou clignement d'yeux. Vers qui se tourner, se rapprocher, dans quelle direction s'orienter, sur quoi concentrer sa réflexion et son attention ? La réponse à ces questions et d'autres pourrait faire l'objet d'une liste de propositions pour faire face à la maladie. Tout comme lors d'accidents corporels, les secours d'urgence disposent d'une liste de premiers soins.

Il ne faut pas s'étonner dans ce contexte que le patient détecté ou relevant de cette catégorie soit désarçonné et saisi d'un immense sentiment de solitude. Mais la chance peut aussi nous sourire à condition de la saisir. Assis sur les premières marches d'une volée d'escaliers donnant accès à l'entrée de l'hôpital de la ville, et attendant un départ imminent, je profitais au mieux des rayons du soleil, le corps alangui et quelque peu avachi. S'étonnant de me retrouver à cet endroit, une femme de service m'apostropha pour me demander de quoi ai-je besoin. Fatigué, un peu las, je lui fais part de mon découragement devant les difficultés à obtenir un rendez-vous avec les sommités médicales regroupées dans un centre européen d'excellence contre la maladie de Parkinson. Ce faisant, après avoir enregistré mon numéro de téléphone, elle m'assura que j'aurais des nouvelles dès l'après-midi. Ce fut le cas ! Et dans la foulée, elle m'a indiqué le jour et l'heure du rendez-vous souhaité. Ce parrainage inhabituel a d'ailleurs surpris le professeur que j'ai pu ainsi consulter. Cherchant un avis autorisé sur l'apport de dopamine, par la fève des marais vendue sous l'appellation Atremorine, j'ai obtenu une réponse étonnante : « *de brillants chimistes s'évertuent à mettre à votre disposition des molécules ad hoc, et vous me proposez une légumineuse. Vous n'allez pas commencer à brouter !* » Devant de tels préjugés, j'aurais pu répondre que j'étais prêt à brouter de nombreux prés et même du gazon maudit, pour mieux me porter.

La colère n'est pas bonne conseillère, mais les motifs de ces éclats ne manquent pas. On peut reprendre à son compte la maxime de l'humoriste, acteur et cinéaste Jean Yanne : « *Le rire ou la colère, c'est pareil. La seule différence réside dans le traitement du sujet* ». J'ai opté pour le sourire et le rire, tout en me réservant le droit à la colère. En fait, il s'agit d'une inclinaison de caractère : rire ou sourire, même si ce n'est pas toujours de bon cœur ou s'il apparait un peu forcé et crispé.

Savez-vous comment s'appellent les premières années de la maladie de Parkinson ? « *Lune de miel !* » Quel rapport entre la perte progressive de la motricité et une lune de miel, censée être une période particulièrement heureuse et insouciante ? Les inventeurs de cette expression doivent être ou célibataires ou en cours de divorce, ou hypothèse plus probable, vivre à une époque où le mariage relève totalement des décisions des familles et de leurs chefs, conséquence des enjeux patrimoniaux. Dans ce cas, union rime avec possession et non pas avec passion.

LA RECHERCHE OBSTINÉE DU JUSTE MILIEU

L'expression le « juste milieu » est celle utilisée dès le 3e examen de mon état par le docteur chef du service dans lequel j'ai été hospitalisé. Ce médecin parle d'un ton mesuré, sans précipitation et avec dans sa voix une équivalence du fin velours dont la Renaissance avait le secret dans le domaine de la confection. Ce médecin a su avec cette voix susciter l'apaisement et créer la confiance de n'importe quelle autre personne.

Son regard direct complète l'accueil de sa voix et présente chacune de ses observations comme le résultat d'une réflexion permettant que s'ouvre devant nous, lui et moi, la perspective d'une reconstruction solide. Le nombre, l'importance et la qualité de ses observations augmentent au fur et à mesure de mon séjour. Même si, telle Pénélope attendant le retour d'Ulysse sur la grève d'Ithaque, cent fois il a fallu remettre l'ouvrage sur le métier. Mon état d'affaiblissement physique et moral est tel que le médecin a dû puiser dans tout son savoir-faire. Dans une sagesse expérimentale se tisse une relation de confiance qui m'amène à saisir chacune de ses prescriptions et remarques comme objectif à remplir sans dérogation. Cette relation transforme ce médecin non pas en faiseur de miracles, mais en faiseur de certitudes. En une seule occasion, ce médecin a haussé le ton à mon encontre. Il a simplement dit sur un ton sans appel « non, ça, ce n'est pas possible ». Je n'ai pas eu besoin d'un complément d'explication. J'étais responsable d'un geste déplacé, et à ses yeux, injustifié et hors sujet. Ce geste d'énervement qui n'étonnera pas ceux qui me connaissent est de rejeter par terre les béquilles prêtées par le service pour mon apprentissage à la marche. À la consultation suivante, notre quête du juste milieu continue.

LE PATIENT, SOURCE ACTIVE POUR LA MISE AU POINT DU TRAITEMENT

Très méconnue du grand public et véritable casse-tête pour les chercheurs, cette maladie est encore mal définie, et je peux témoigner de l'impact de l'écoute des médecins ou soignants sur son évolution.

Mon expérience personnelle au sein de l'équipe dirigée par ce médecin témoigne de ce que de nombreuses équipes ont déjà constaté. L'équipe soignante, titulaire du savoir, ne peut trouver de solution sans le ressenti du malade. Ce point-là est pour moi crucial. Oui je n'accepte pas qu'une sorte de fatalisme soit opposé à mes interrogations sur cette maladie. Pour moi, le mot incurable ne signifie pas disparition de l'espoir de surmonter celle-ci. Dans mon esprit se construit tout au long des semaines une certaine approche de cette maladie. Partant du constat des capacités extraordinaires du cerveau, de sa plasticité, et sans apporter aucune preuve à ma théorie, ma réflexion aboutit à la conviction que pour des raisons inconnues, le cerveau, à un moment donné, n'a pas joué son rôle de protection de ma vie. Le cerveau n'a pas d'intention, il commande l'intégralité des fonctions humaines à partir des informations collectées auprès de chaque organe ou à l'extérieur du corps. Renseigné en permanence par cette collecte de l'état du sujet, il en déduit des actions pour la préservation de sa vie. À ce stade, une double question se pose : comment expliquer que le cerveau n'ait pas eu la capacité d'empêcher cette maladie de s'installer.

Deux hypothèses apparaissent, la première est que celui-ci a été occupé par une autre agression que celle de Parkinson, agression jugée prioritaire, la deuxième est que la violence et la puissance de l'agression ont été supérieures à la capacité de résistance des circuits neurologiques.

CERVEAU SANS PROTECTION

Sensible aux agressions chimiques, le cerveau est très souvent laissé sans protection. C'est bien le cas de l'agression par les pesticides utilisés dans les années 50 et dont certains sont encore en vigueur.

Actuellement, nous en sommes à 27 000 cas de plus par an ! Et la maladie de Parkinson est en passe de devenir la première maladie neurodégénérative, dépassant même la maladie d'Alzheimer.

Depuis le début des années 1990, des professionnels de santé ont tiré la sonnette d'alarme sur l'augmentation chaque année, du nombre de personnes touchées par les maladies dites neurodégénératives. Certaines causes de développement de ces maladies ont déjà été identifiées. Concernant la maladie de Parkinson, la responsabilité de pesticides, utilisés dans l'agriculture, a été mise en évidence. Cela a donné lieu à l'émission d'un décret en date du 4 mai 2012 publié dans le Journal officiel du 6 mai 2012, reconnaissant la maladie de Parkinson comme maladie professionnelle pour les agriculteurs concernés. Dès lors, l'importance de la mise à jour de cette relation de causalité ne devrait-elle pas induire une série de questions adressées au patient lors des premières consultations établissant le diagnostic de maladie de Parkinson ? N'est-il pas important de savoir si celui-ci a été au contact de ces substances toxiques, sans pour autant être agriculteur ?

ACCEPTER LA MALADIE

Abordons ici une question qui relève des idées reçues et des préjugés, celle de l'attitude du malade face à la maladie et de l'interprétation de celle-ci par le corps médical. Beaucoup de confusion règne sur cette question. Le malade n'accepte pas sa maladie, il lui est insupportable de constater les dégâts causés, il se sent diminué, affaibli, sans véritable soutien du côté des soignants. Il n'est pas contestable qu'une forme de déni de la réalité saisisse le patient que je suis. Mais opposer à ce déni des expressions du type : « il faut savoir accepter la situation à laquelle vous êtes confronté, celle de la maladie de Parkinson », est une maladresse, voire une erreur. À travers ces affirmations sentencieuses, le sujet n'a plus aucune possibilité de libre arbitre. Toute sa volonté est destinée à respecter les prescriptions que les différents spécialistes lui font. Mais une telle situation relève de l'absurde. Les prescriptions faites sont sérieuses, mais insuffisantes et ne permettent pas d'envisager un blocage de la maladie ; ainsi telles les béquilles pour la marche. Le résultat attendu est de limiter l'impact de ce mal et de prolonger chacune de ses phases le plus longtemps possible. La perte d'autonomie, les effets secondaires du traitement sont considérés comme inéluctables.

Il me semble toujours insupportable de rester dans cette configuration. Mon raisonnement est simple : Cette maladie n'est pas, à ce jour, curable, car nous n'avons pas encore trouvé les processus exacts à l'origine de son apparition et de son implantation, et dont nous n'en connaissons ni les conditions ni les modalités d'actions processus d'actions. Il est clair que tôt ou tard, si les moyens humains sont consacrés, bien sûr avec intelligence, des solutions seront trouvées. De manière un peu provocatrice, j'ai rétorqué à un neurologue, spécialiste de Parkinson : *« cette maladie sera vaincue. Pourquoi n'envisagez-vous pas que je puisse être le premier à en guérir ou en tous cas, que je puisse faire partie de ceux qui pourront bénéficier des découvertes à venir, nécessaires pour la guérison ? »*

À ce jour, aucune prévision de l'évolution de mon état n'est possible, pour plusieurs raisons. Tout d'abord, le partage des informations entre les équipes de soignants est limité. L'austérité imposée à la qualité des soins est forte, empêchant depuis des années la reconnaissance de métiers (homéopathe, psychomotricien, psychologue, ostéopathe, étiopathe, posturologue, naturopathe…) qui ont pourtant depuis des années largement fait leurs preuves. Les nouveaux critères de gestion du secteur de la santé excluent le long terme et partiellement le moyen terme, imposant un mode de gestion contraire aux objectifs de santé. Ne faut-il pas se rendre à l'évidence ? Les critères de gestion sont issus du secteur privé et concurrentiel. À la formule généreuse et porteuse de progrès des soins dispensés, « *la santé n'a pas de prix* » les plans d'austérité successifs ont rajouté « *mais elle a un coût* ». Cet additif a ouvert la voie au soustractif *« maîtrise des coûts* » puis à la permanente « *réduction des coûts* ». La bêtise et l'ignorance empêchent encore, à ce jour de bénéficier des enseignements et des travaux des psychiatres et psychologues, refoulant sans ménagement les besoins des malades et de toute la population.

HANDICAPÉ ET SENIOR

Quelle découverte ! À peine le diagnostic de maladie de Parkinson posé et son corollaire prononcé, incurable, je constate deux phénomènes jusqu'à ce jour inconnus pour moi. Ils apparaissent insensiblement, mais ne sont pas sans conséquence. Tout d'abord, presque un réflexe d'autodéfense. Mon oreille se dresse, telles celles des chevreuils aux aguets, sitôt détectée toute discussion évoquant un espoir dans une découverte, en général récente et d'origine étrangère, capable de modifier notre futur implacable. Ayant la chance d'avoir suivi quelques études, j'évite le piège. Mais je réalise aussi que je suis devenu une cible, presque une proie.

Je m'interdis déjà certaines démarches ou situations : transport en commun aux heures de pointe, la Poste, le Tabac Presse et le magasin de chocolat. Pourtant, tous ceux qui me connaissent savent combien je suis gourmand ! Lors des fêtes de fin d'année et pour Pâques, tradition oblige, je me suis résolu à tenter l'aller et le retour domicile-chocolatier. Précisons : à cette date, mon record personnel de durée de marche tourne autour d'un quart d'heure, les bons jours. Une personne d'âge moyen et disposant de toutes ses facultés, peut en 15 minutes, au plus 20, rejoindre la place et en revenir. J'ai décidé de m'attarder sur cet épisode malgré mes engagements de ne pas faire de la douleur un trait marquant de ce récit. La raison est simple. Très mobilisé contre le qualificatif « incurable », j'en ai presque oublié son caractère handicapant amplifiant le mal de dos et exacerbant l'inflammation des genoux. Mon accord à déroger à une de mes propres règles est rare. Son sens est d'attirer l'attention sur l'importance du vécu quotidien dans les frustrations d'une personne handicapée. Le handicap est un amplificateur de problèmes et de difficultés liés au vécu quotidien. Ces douleurs sont contrariantes. À l'inverse, elles peuvent aussi stimuler la vigilance personnelle. Par elles, j'ai vite remarqué la disparition des bancs dans cette zone piétonne. Un banc peut avoir plusieurs sens, pour les marins pêcheurs dont le chalutier croise un banc de poissons, voilà une bonne nouvelle. Quant à moi, muni de mes deux béquilles, ahanant sous l'effort, pas de banc, pas de pause pour récupérer partiellement de mes efforts. Pas de récupération implique une fatigue accrue et un risque d'échec. Or l'échec est exclu, il en va de ma réputation. Arrivé sur la place, une confirmation - les bancs ont disparu. Obligation de puiser dans mes réserves, cela s'impose. Nouvelle difficulté chez le chocolatier, comme à la Poste, rien n'est prévu pour s'assoir. Plus de chaise ! Cela ferait mauvais genre, le client est là pour acheter, acheter vite et le plus possible. Vous imaginez la scène avec deux ou trois chaises. Mises à disposition, les clients en disposeraient, et pas seulement les handicapés, les personnes âgées aussi, puis les mamans avec leurs bébés, etc. Le temps passant, des habitudes vont s'installer, papoter entre voisins à l'abri de la pluie, devenir un point de rendez-vous pour adolescents. Une fois de plus, les décisions prises dans les domaines de l'aménagement urbain ou de l'accueil dans les commerces ne facilitent pas la vie de tous les jours ni les rencontres, les plus fragiles d'entre nous étant les plus touchés.

Une autre découverte, beaucoup plus importante, mais à laquelle je n'étais pas plus préparé, est celle d'être devenu membre d'un marché : le marché des seniors. Et quel marché ! Un marché de plusieurs millions de personnes, précisément 16,7 millions en 2021 selon l'Insee. Ce marché est offert aux « investisseurs » par la privatisation des maisons de retraite et l'évolution sociologique de ces quarante dernières années. Dans ces années-là, sous la pression de l'austérité, peu de familles disposent de logements capables d'accueillir leurs grands-parents. Ainsi se sont développées des chaînes de résidences seniors, chaînes privées réputées pour « offrir » aux fonds d'investissement un des meilleurs rendements financiers actuels. Ces chaînes ont aussi défrayé la chronique par le scandale de la maltraitance des résidents, conséquence des restrictions financières imposées par les objectifs de rentabilité fixés par les actionnaires. Cette situation suscite de nombreuses questions autour de celle que chacun se pose à un moment où à un autre : Pourquoi ?

C'EST TA FONCTION, C'EST TON DESTIN !

Depuis la veille, le ciel est gris. Un gris uniforme, mais déjà pas très clair. Les nuages orageux s'accumulent et personne n'a été surpris par le grondement de l'orage au début de l'ombre. Celui-ci, et ce n'est pas courant dans cette région, a éclaté sous la forme d'une averse aux grosses gouttes lourdes et formant un rideau serré. Les prés et les champs alentour ont rapidement été parsemés de ce ruissellement d'eau manifeste dans toute précipitation importante.

Un crapaud savoure les gouttes qui lui glissent sur le dos, le rafraichissent et il se prépare après l'étirement de ses membres inférieurs, à traverser le ruisseau amorcé par l'averse et grossissant à vue d'œil. Son regard croise celui du scorpion qui lui n'apprécie guère la situation. Malgré ses pattes antérieures agressives et puissantes, ce scorpion a l'air éperdu. Spontanément, n'écoutant que lui, le crapaud l'interpelle et lui suggère devant le risque de noyade de monter sur son dos pour traverser ensemble cet obstacle aquatique. Derechef, le scorpion accepte. L'ambiance est bonne, et ils devisent de leurs vies respectives. À mi-parcours, le scorpion pique mortellement le crapaud. Surpris, celui-ci lui dit « *mais enfin, pourquoi me piquer alors que je te permets de traverser le cours d'eau* » et le scorpion répond « *parce que c'est ma fonction et toi ton destin* ».

Cette petite fable, qui pour une fois n'est pas de Jean de la Fontaine, est admise par tous ceux qui, pleins de compassion à ma situation, ont remis en question mes engagements passionnés. Ces conseils opposent un changement de priorité de mes activités, la priorité étant d'aller mieux et donc d'éviter la fatalité de mettre un terme à ces engagements. Ces arguments sont cohérents, légitimes, et justifiés quand on considère l'état d'épuisement qui était le mien depuis déjà quelques années. Comme le scorpion, le système dans lequel nous vivons génère l'injustice et pique quiconque se dresse contre celle-ci. En quelque sorte, le système économique s'impose à tous ceux qui en sont les défenseurs. Quant à moi, c'est mon destin de ne jamais céder devant la nécessité de dénoncer l'inacceptable. Depuis la nuit des temps, l'être humain a toujours cherché à améliorer ses conditions d'existence. Il est vrai que ma vie a dû être réorganisée. Ses fondements ont été reprécisés, pour certains, redéfinis. Cela a mis du temps, et l'œuvre est encore en cours. Cette démarche intègre effectivement des changements de priorité. Mais, à moins de vouloir entendre mon dernier souffle, il est hors propos que j'arrête de dire non à tous ceux qui croyaient ainsi éviter les dangers du chemin de vie. Il ne faut pas inverser ou tenter d'inverser ce que nous sommes, et donc comment nous avons été construits. C'est aussi le sens de l'expression « c'est ton destin ». Mais je ne suis pas non plus soumis au destin. Mon idéal de justice détermine mon destin, mais ne contient pas la notion de sacrifice sans toutefois l'exclure.

La complexité du cerveau

Le cerveau est le principal organe de l'être humain. Depuis l'apparition de l'espèce humaine, le cerveau évolue. La station debout est caractéristique du bipède qu'est l'être humain. Le passage à cette posture droite, la station debout, a permis le développement de la partie frontale de la boîte crânienne, libérant ainsi un espace pour le cerveau lui-même. Assurer la survie du groupe et à travers lui de l'espèce, améliorer les capacités de chaque individu constitue l'aiguillon de toute l'évolution du vivant.

Les quelques remarques et observations qui suivent ne sont pas des propositions complétant l'ordonnance du neurologue. J'espère cependant qu'elles aideront chaque lecteur à constituer son propre point de vue sur les maladies dites neurodégénératives. En effet, à ce jour, elles sont toutes qualifiées d'incurables. Même si, me concernant, je ne suis confronté qu'à une d'entre elles, la M.P., l'approche et l'attitude des soignants comme des patients sont assez communes à toutes celles qualifiées comme telles.

On sent bien que l'approche et la méthode d'aborder une maladie dépend de sa localisation et des fonctions remises en cause par celle-ci. La médecine actuelle est née historiquement des premiers soins portés aux blessés de guerre, ce qui tout naturellement a ouvert le champ à la chirurgie. Le cerveau, lui, est un organe particulier dont chacun s'accorde à reconnaître son caractère exceptionnel, ses capacités de plasticité uniques, tout en restant encore aujourd'hui largement méconnu et mystérieux.

Cela explique peut-être que la chirurgie a constitué la première spécialité pour intervenir et soulager les patients. Depuis les travaux de Freud notamment, on sait maintenant qu'une intervention sur le cerveau est possible par de nombreux points d'entrée sans nécessiter de s'attaquer à la boîte crânienne. La densité et la complexité des circuits neuroniques relèvent du domaine de l'infiniment petit, qui n'est pas encore maîtrisé.

Les nouvelles technologies mises en œuvre et introduites dans le quotidien médical ont accompagné l'implantation du réseau des centres hospitaliers. Citons par exemple la fantastique expansion de la place de la radiologie qui s'est adaptée à chaque spécialité tout en ouvrant de nouvelles possibilités d'examens et de mises à jour de l'intérieur même du corps humain : dans les années 80, la mise au point du scanner RX suivi de l'IRM conjointement à la place inégalée occupée par l'imagerie Doppler. Un débat peut avoir lieu sur la place respective dans les progrès des diagnostics, de la qualification des équipes soignantes portées par le développement des hôpitaux et par celui des nouvelles technologies évoquées plus haut.

La crise sanitaire qui a éclaté dans notre pays avec l'arrivée du covid a révélé ce que peu savaient, à savoir que les nouvelles technologies ont surtout été le levier de la rationalisation et de la maîtrise des dépenses de santé. Ce secteur dont les sujets de recherche sont infinis est en fait ces dernières années face à de nombreuses contradictions provoquées par les restructurations initiées au début des années 80 et le poids certain des grands laboratoires de l'industrie pharmaceutique.

Dans le domaine des maladies neurologiques, nous avons vu fleurir des produits proposés directement à tous, appelés compléments alimentaires. Ceux-ci occupent une place grandissante du fait de la progression du nombre de personnes touchées, de la variété de ces maladies et la faiblesse du pronostic de guérison. Le temps écoulé entre la mise en évidence par une équipe de recherche d'une molécule impliquée dans le process neurologique et sa mise à disposition aux équipes médicales pour le patient laisse largement interrogatif sur les priorités dans la gestion de ce secteur. Ainsi, en 1994 a été découverte la mélatonine dite hormone du sommeil, et sa mise à disposition a attendu 2010.

Il est souvent difficile de comprendre le fonctionnement du cerveau. En tant que malades, nous avons une responsabilité précise. Nous ne disposons pas des connaissances acquises par les médecins spécialisés, les neurologues, mais nous sommes le siège de la maladie et nous avons comme moyen de détection et de connaissance, notre ressenti.

Qu'est-ce que le ressenti ? Les médecins hospitaliers en font un usage quotidien lorsque réalisant la visite de leurs patients, ils demandent à chacun de chiffrer entre zéro et dix, le niveau de douleur en l'instant T. La réponse du patient est une réponse relative et personnelle. Relative, car elle n'a de sens que comparé aux réponses des jours précédents, et la notation 8 d'un patient n'aura peut-être aucun rapport avec la même note donnée par un autre patient. Il n'en reste pas moins que cette notion de ressenti est une importante source d'information sur l'état du malade.

Malheureusement, peu de choses incitent les soignants à considérer à sa juste valeur cette source. En ce qui me concerne, dès les premiers mois de la maladie, j'ai considéré qu'il était important de communiquer à l'équipe médicale tout ce que je ressentais ainsi que mon histoire personnelle. J'en suis de plus en plus convaincu, une connaissance la plus poussée possible du passé du patient, de ses conditions de vie et des chocs subis est essentielle pour bâtir, grâce à l'équipe soignante, un traitement adapté à chacun. Comme dans toute maladie, et celle-ci en particulier, le but du traitement établi est la prise en compte des spécificités propres à chaque personne et de l'impact concret de la maladie sur celle-ci. Il n'y a pas un seul Parkinson, il y a autant de Parkinson que de malades.

Nos cerveaux aussi ont besoin de repos. Combien de fois s'est-on senti dans le brouillard après une journée au bureau ? Si l'on a tendance à associer la fatigue aux métiers physiques, on oublie qu'elle vaut également pour le travail intellectuel. Le sommeil est donc un moment essentiel permettant au cerveau de se protéger, se réparer et restituer ses capacités.

Hallucinations

Comme dans toute maladie grave, les médicaments préconisés ont souvent des effets indésirables. Ces effets sont mis en évidence au bout d'un certain temps de pratique. En ce qui concerne la maladie de Parkinson, l'apport de dopamine chimique, par exemple la prise de Stalevo, permet à la fois de pallier le manque de création de dopamine par le Locus Niger, et en même temps est source d'effets indésirables.

J'étais, et je le suis encore, particulièrement concerné par les hallucinations, qui sont une des variétés des effets secondaires de ces médicaments. À chaque fois que, dans des visées antalgiques, j'ai bénéficié d'un traitement avec injection d'opiacés (le plus souvent de la morphine), des hallucinations sont apparues. Tout d'un coup, des personnages vous entourent. Leur nombre et leur attitude dépendent de votre situation personnelle et de votre état de fatigue. La maladie de

Parkinson exacerbe la sensibilité au regard des autres. C'est ce qui rend cruelles ces hallucinations, car chaque personnage créé par votre propre cerveau vous regarde, avec une expression du visage qui dépend directement de l'état d'esprit dans lequel vous êtes.

D'une part, je sais que ces personnes n'existent pas et en même temps, entrainé par la force de l'hallucination et sans croire à sa réelle existence, je leur adresse la parole. Il y a deux types de personnages : les personnages sympathiques et les autres, souvent inconnus, au regard plein de reproches. Pendant des mois, quelle que soit l'heure du jour et de la nuit, les regards empathiques de ma fille aînée ne m'ont pas lâché. Pour en parler avec humour, un jour j'ai donné une conférence sur l'histoire de notre pays. Dans mon esprit, ma chambre s'est transformée en amphithéâtre. J'étais devant environ 80 auditeurs.

À la fin de l'exposé qui a duré près d'une heure, je vois une personne que j'identifie comme faisant partie du personnel de la clinique : "c'était bien, qu'en pensez-vous ?" l'homme répondit : "c'était passionnant". Mais il ne m'a absolument pas confirmé qu'il y avait 80 auditeurs. Ces auditeurs étaient, en fait, des hallucinations. Seuls leur visage et leur torse m'apparaissent. Ce phénomène est devenu insupportable. Si au réveil ou au moment du coucher, je distingue un début d'hallucinations avec quelques personnages seulement, il faut absolument que j'y mette fin. Ce phénomène est paradoxal, car il est provoqué par les soins prescrits. Mais en fait, si on y regarde de plus près, on s'aperçoit qu'il faut que certaines conditions soient réunies pour leur apparition. La première est un niveau de fatigue important, voire un état d'épuisement. Le médecin m'avait donné confiance, en précisant que tant que je resterais persuadé que ces personnages sont irréels, il n'y aurait pas de danger. Malheureusement, il m'est arrivé un soir de suivre, en pleine phase d'hallucinations, deux de mes « frères », en fait deux créatures totalement imaginaires. Cette promenade de nuit s'est soldée par une chute de plusieurs mètres sur du béton, ce qui a compliqué la suite de ma convalescence. Il n'y a rien d'intéressant dans l'examen des attitudes et des grimaces issues de mon cerveau. Elles sont une manifestation d'un mauvais état clinique et moral, et elles ne fournissent aucune indication sur le quoi faire et comment faire pour améliorer la situation.

Le savoir, le pouvoir et le partage

Comme nous l'avons déjà abordé, la complexité dans le cas d'une maladie qualifiée d'incurable peut être un atout pour le malade. Il y a une condition à cela, celle de savoir s'écouter et par la prise en compte de ses ressentis, prendre en compte véritablement son état. Combien de fois n'avons-nous pas entendu à propos des plaintes répétées par un proche ou un collègue souffrant *« oh, celui-là ou celle-là, il ou elle s'écoute un peu trop ! »*. Cette réflexion témoigne d'idées reçues, de préjugés, que beaucoup d'êtres humains portent sur leurs prochains. Il y a souvent la tentation de qualifier une attitude de façon à se protéger soi-même. Le symbole de ce type de formule est l'autruche. Dans le cas de la maladie de Parkinson que je connais, s'écouter est fondamental pour s'auto-guider dans le dédale des douleurs et des blessures. Cette maladie ayant pour localisation le cerveau, tous les organes sont peu ou prou et tôt ou tard touchés par son développement. Cette évidence impose qu'à chaque dégradation constatée ou d'une détérioration ressentie et identifiée, une réflexion s'engage suivie de dispositions précises.

La forte consommation d'antalgiques a camouflé l'état réel d'autres parties du corps. Retarder les soins nécessaires est évidemment une réaction compréhensible, mais n'est pas souhaitable. Pas à pas, cette maladie de Parkinson a tendance à monopoliser les thèmes et les temps de discussion en famille, et surtout la vie de couple qui n'a pas spécialement besoin de facteur alourdissant l'ambiance.

Malgré ces considérants, il me semble pertinent de veiller à sa santé au risque de nourrir un peu plus ce sentiment de lassitude, dont on connait l'impact et le poids négatifs. L'évolution de la maladie comporte deux grands volets. Tout d'abord, tout ce qui est directement sous l'influence de la zone dégradée du cerveau, et tous les autres maux dont la manifestation est apparemment distincte des douleurs neurologiques. Il n'y a pas de hiérarchie dans cette description, ni d'ordre de priorité dans les soins à apporter. Les partages de nos expériences ont comme première utilité de conforter notre volonté de malade, de ne pas être emporté par les conséquences de l'ignorance très présente.

UN PAS EN ARRIÈRE, DEUX EN AVANT, UN DE CÔTÉ

Ceci n'est ni un ordre militaire ni une directive politique, mais une de ces découvertes, une de ces évidences qui me remplissent de joie tant elles sont justifiées et utiles au sens propre comme au sens figuré. J'ai bénéficié de ce savoir lors d'une séance de rééducation diligentée par une psychomotricienne : Pour avancer un pied, il faut d'abord que celui-ci recule.

À l'occasion d'une séance de rééducation à la marche, quelques compagnons d'infortune étaient obstinément bloqués par la ligne noire peinte au sol et malgré leurs efforts répétés, aucun n'arrive à franchir cette frontière. Dans le cerveau, cette ligne est équivalente à un mur et les efforts fournis se traduisent par des tremblements et des vibrations de la jambe. On a d'ailleurs de la peine pour soi-même quand cela nous arrive, ou pour les autres. Tous ces efforts inutiles sont émouvants. La maladie de Parkinson rend difficile, voire impossible les mouvements ou gestes automatiques. Il faut passer en mode « manuel ». Encore faut-il connaitre le déroulé exact du geste ou du mouvement désiré. Quant à moi, j'ai d'abord cherché à imaginer, à visualiser la succession des gestes simples composant le mouvement à réaliser, puis faire un effort de concentration (fermer les yeux peut favoriser la concentration, d'autant que la maladie de Parkinson disperse l'attention) ; répéter cette simulation ou visualisation permet de mieux l'imprimer dans la mémoire du corps, plus exactement dans la zone mémoire enregistrant la position du corps, et cette méthode me réussit.

Bien sûr, si le développé du mouvement projeté est incomplet ou inexact, la réussite ne sera pas au rendez-vous. La connaissance de la formule « un pas en arrière, deux pas en avant » est indispensable. De même des techniques permettent au moins partiellement de vivre malgré les limitations imposées par la maladie de Parkinson. Par exemple, regarder l'horizon facilite la marche, et regarder ses pieds n'évite pas la chute. Nous avons donc la possibilité d'améliorer notre sort quotidien grâce à la connaissance du déroulé des principaux mouvements du corps, de notre anatomie et des traits spécifiques de la maladie de Parkinson.

Tout ce savoir caractérise un métier : celui de psychomotricien. Une des principales difficultés rencontrées notamment dans le réapprentissage de la marche réside, à mon sens, dans la capacité à partager avec le patient, non pas le détail de tous les exercices pratiqués pendant la séance, mais la prise en compte de la nécessité de comprendre son corps et les mécanismes de son fonctionnement.

Comment dès lors justifier que ce métier - qui depuis tant d'années a fait les preuves de son utilité dans le parcours de soins - ne soit pas reconnu par les autorités de santé du pays avec, pour conséquence, la non-prise en charge par la Sécurité sociale de soins pourtant indispensables. Oser affirmer que pratiquer à nouveau la marche - même réduite en temps et en distance - relève du « confort » n'a pas de raison d'être, et ce métier doit être reconnu sans tarder. Un pas de côté des autorités ne serait pas admissible ! Mais dès l'instant où vous prenez connaissance de la formation du pas en avant filmé au ralenti, apparait clairement le recul du pied avant. Parfois de moins d'un millimètre, mais il recule. Cela vous donne la clé du premier pas. C'est une question importante, car cette maladie a une grande influence sur tout ce qui est déclencheur. Au début de la marche, il y a ce premier geste. Ce premier geste chez un malade doit être amplifié pour permettre le déclenchement de la séquence suivante, c'est-à-dire le premier pas de la marche. Si le pied tremble, vibre, faute d'être bien guidé, votre regard se penche et se concentre sur vos pieds, le pied reste immobile. En revanche, si vous prenez l'habitude, lors de la marche, de lever la tête et de regarder au loin, cela dégage l'espace pour votre corps, et votre corps répondra présent. Autre exemple, lors du réapprentissage de la marche, la décomposition des mouvements en éléments simples se suivant les uns après les autres, m'a personnellement beaucoup aidé, et constitue la source de la reconnaissance et de l'admiration que je porte aux psychomotriciens. Les écouter donne souvent le sentiment que ce que nous ignorons et venons chercher chez eux, est simple à apprendre. En tous cas, grâce à eux, de nombreux petits succès ont été possibles, renforçant ainsi la volonté et améliorant l'ordinaire. Lors de la station debout, il n'est pas inutile d'aller visiter ou revisiter l'exposition de l'évolution de l'espèce au musée de l'Homme. Il y a dans cet espace une succession de croquis décrivant l'évolution humaine. Le premier personnage est en contact avec la terre par les deux bras et les deux jambes. Et au fur et à mesure le torse se redresse et la tête se dégage pour arriver au dernier dessin d'un être humain debout, présentant un alignement de la colonne vertébrale et le regard droit.

« AH, VOUS, DOCTEUR, VOUS ÊTES TRÈS FORT ! »

Lors d'une consultation, un des soignants, après m'avoir écouté décrivant la méthode avec laquelle j'essayais à chaque fois, de résoudre le problème majeur suivant : « comment me lever de ma chaise ou du fauteuil quand je suis en état de blocage[4] ? » déclara sous forme de synthèse : il faut créer un rituel ! C'est-à-dire construire une succession de gestes, de positions, de mouvements, d'inspirations-expirations, toujours les mêmes et toujours dans le même ordre, rituel permettant d'atteindre l'objectif. Ritualiser, évidemment !

Depuis ce jour, la réplique « Ah ! vous, docteur, vous êtes très fort » est souvent présente dans mes pensées. Cette réplique est celle du héros d'un film, à l'air sûr de lui et dominant, qui contre toute attente est en pleine dépression nerveuse. Il n'en peut plus du rôle qu'il joue dans la société. Un de ses amis organise, discrètement, un rendez-vous avec un psychiatre. Lors de ses consultations, il découvre avec beaucoup d'émotions la psychanalyse, les bienfaits dont il peut bénéficier et aussi d'ailleurs l'ampleur des questions en cause. Cette scène est tirée d'une pièce de théâtre, transposé en film à succès. Le texte de cette pièce est pertinent et plein d'humour, et nous en avons besoin.

MOTRICITÉ FINE ET PISTACHES

Accoudé au comptoir du Harry's bar, il écoute d'une oreille discrète le fond musical, une musique jazzy en harmonie avec la lumière tamisée et douce, diffusée par une série de spots astucieusement disposés, créant ainsi des espaces intimes

---

[4] *L'état de blocage* est une des conséquences de l'absorption de Dopamine. Cet état est caractéristique de l'effet paradoxal provoqué par le cachet contenant de la dopamine. Concrètement, je ne peux plus déplacer mes pieds (ils sont scotchés au sol) ni bouger mon bassin. La liaison tendineuse reliant le gros orteil à la colonne épinière, passant par la face externe du mollet, traversant le genou et arrimé au niveau du fessier est tendue comme un câble et toute tentative de s'opposer frontalement à ce phénomène provoque l'augmentation de la tension de ce « câble ». Il fait partie des crampes, phénomène bien connu des sportifs.

particulièrement prisés par la clientèle nocturne de ce bar réputé. Il a rendez-vous avec son frère, de retour d'Afrique de l'Est.

Celui-ci, chirurgien cardiaque engagé dans le bénévolat humanitaire, lui a proposé de se retrouver en fin de journée pour dîner en tête-à-tête. Le choix du lieu de ces retrouvailles est de son fait. Pour ceux qui le connaissent, pas de surprise dans cette proposition tout à fait en accord avec sa personnalité attachante et complexe.

Mon frère est un homme bon, généreux, traversé par des élans nombreux, mais assez peu souvent concrétisés. L'affection qu'il lui manifeste lors de l'échange téléphonique de ce matin est sincère. Ponctué de « oh ! mon coco », témoignage démonstratif de son amour fraternel. Cet élan n'augure en rien de l'état dans lequel il sera au moment du rendez-vous fixé. De retour de mission, son vol en provenance de Djibouti destination aéroport Roissy Charles de Gaulle a atterri en tout début de matinée. La fatigue du voyage, une longue journée avec son lot de possibles contrariétés peuvent suffire à brutalement faire remonter à la surface les idées sombres et les frustrations qui l'ont toujours hanté.

Étant en avance, il patiente en jouant avec les pistaches commandées. Personne ne peut le soupçonner ni éventer la véritable raison de ce choix. Un observateur finement aguerri peut cependant noter qu'au bout de plus d'un quart d'heure, cet homme n'a toujours pas trempé ses lèvres dans le whisky-glaçons déposé devant lui. En revanche, dès les pistaches déposées par le serveur, un jeune gitan d'origine grecque, l'homme prend entre le pouce et l'index de la main droite une pistache, il réussit à la faire basculer sur le pouce et à la projeter dans la paume de la main gauche la manipulant entre ses doigts, ainsi il la fait rouler au centre de sa main et à l'aide de ses ongles ôte prestement la coque qu'il dépose sur le zinc, près de son verre.

Ce passe-temps est un exercice qu'il a lui-même sélectionné et dont l'objet est d'entretenir une certaine adresse et précision dans la préhension de petits objets. La pistache a, de plus, cet avantage qu'elle oblige la maîtrise de l'action et la coordination des mouvements.

Sans cette maîtrise, l'extraction de la pistache ne peut se faire et reste donc l'insatisfaction du consommateur. Cet homme a appris à consacrer tous ces moments d'attente, appelés aussi temps morts, à ces exercices d'ergonomie. Les patients ayant déjà été hospitalisés dans les services de rééducation fonctionnelle connaissent ce type de gestes et leurs multiples variantes destinées à retarder ou même à empêcher l'arthrose/l'arthrite de progresser rapidement.

ROUGE FERRARI

Rouge Ferrari, telle est la caractéristique inscrite sur le dossier de demande d'un fauteuil roulant. Quelques jours avant ma sortie de la clinique, après six mois d'hospitalisation, et conformément aux usages, un membre du personnel s'était enquis du type de fauteuil roulant à acquérir à la vue de mon handicap. La caractéristique rouge vif a été acceptée et satisfaite.

J'ai ainsi pu malicieusement annoncer à un de mes petits fils que je sortirai de l'hôpital en « rouge Ferrari ». Celui-ci, très fier, a raconté à ses copains malgré le doute qui flottait encore, que son papy sortira de l'hôpital en « Rouge Ferrari ». Et c'est l'exacte vérité. Depuis, à chacune de nos rencontres, et dès que la place est libre, il saute dans le fauteuil roulant et fait le fou avec ! Son père lui fait les « gros yeux » avec un bon argument : « ce n'est pas un jeu ». Il a raison, la maladie n'est pas un jeu, mais son fils ne se moque pas de son papy malade. Il joue avec mon autorisation, avec un fauteuil roulant. Je le préfère jouant que pleurant. Prendre un peu de distance évite aussi la dramatisation.

Ainsi lors de ma première conférence depuis l'acquisition de ce fauteuil, constatant la tristesse dans les regards de certains participants à mon arrivée, j'ai commencé mon propos en disant : « Que personne ne soit triste. Dans cette affaire, j'ai une chance inouïe, je suis tombé malade après l'invention de la roue. Imaginez l'inverse, quel désastre ! » Prendre sérieusement en compte ma situation ne nécessite pas forcément de donner trop de gravité à son propos. La solution nous appartient. Le retour au domicile, réalité agréable, est délicat. Certes, je suis celui qui porte la maladie, mais le poids, l'impact, la pénibilité de celle-ci a touché tout le monde. Non seulement l'atmosphère devient pesante, mais surtout le doute s'insinue dans toutes les relations parents/enfants/petits-enfants et parents entre eux. Ce doute peut se résumer en une question : dans quel état nous revient-il ? Les situations que nous subissons comme insupportables vont-elles se perpétuer ? Personne ne peut répondre et celui qui en est à l'origine pas plus que les autres, si ce n'est que sa place de père et grand-père porteur de la maladie force les uns et les autres à marcher sur des œufs et quand ils les mangent, ils avalent un peu de coquille ! Bref, les injustices, elles, sous une autre forme demeurent.

Par exemple, parler de la maladie avec moi nécessite une forte connaissance linguistique et un grand sens tactique de l'approche et il est plus commode de s'esquiver plutôt que de persévérer.

Chacun se trouve placé devant la situation suivante : il doit en parler. Ils doivent en parler, se doivent d'en parler. De quelque manière que l'on tourne la question. Il faut en parler. Ils ont fini par en parler. Mais que de difficultés, non pas à se parler, mais à trouver les mots justes pour en parler. Insistons, un des aspects précieux de nos relations familiales réside dans la volonté de discuter, échanger entre eux.

Quelle que soit la question abordée. Que ce soit par téléphone ou de visu. Quel que soit le mode choisi : badin, sérieux, rieur, grave sans excès, concentré et souvent teinté d'une pointe d'humour. Sur tout sujet, personnel, privé, familial, plutôt collectif, d'actualité, structurel ou même philosophique, sans préjugés et sans juger, nous échangeons. Ainsi se brassent entre les enfants et leur père ou grand-père, des opinions, des informations et du ressenti éclairé par beaucoup de bienveillance.

L'enjeu n'est jamais le même ni pour chacun ni pour moi. De mon point de vue, celui du père, malgré l'âpreté de cette discussion, quoi de plus agréable que de bénéficier du sourire complice et malicieux de celle ou celui qui s'engage dans cet échange. Nul besoin de s'attarder. Ni de faire semblant de trainer. Le bonheur est là. Sa puissance est telle que je peux en ces moments-là, rejoindre mon espace préféré, l'insouciance. Nous ne nous parlons jamais pour ne rien dire, du moins nous avons en permanence la préoccupation de donner du sens à nos propos, indépendamment de l'importance de l'échange en cours.

Dans le même esprit, ne serait-il pas utile que le ministère de la Santé publie la répartition des malades selon leur tranche d'âge, l'année de l'apparition de la maladie, et leur catégorie professionnelle ? Ces informations ne seraient-elles pas de puissantes indications pour les chercheurs et de nouvelles pistes d'investigations ?

Les lutins

Il était une fois une course à la vie et pour la vie. Cette course se passe dans un couloir au sein d'un bâtiment planté au bord d'un parc arboré. Ce long couloir est composé de deux lignes droites d'égale longueur, et d'une largeur assurant le passage des fauteuils roulants. En son milieu siège le bureau des soins. Juste après se trouve l'espace dans lequel se prépare le chargement des plateaux-repas dans les cantines roulantes en aluminium. Mitoyen du bureau, un coin détente avec table basse, fauteuil des années 70 et machine à boissons chaudes et autres en-cas. C'est là que le jour de Noël, le 25 décembre 2019, une ASH me dit : « Décorer l'entrée de mon bureau. Et le faire dès ce soir, c'est possible ? »

Sans réfléchir, j'acquiesce ! Ce oui, sûrement trop vite dit et sans passion provoque dans son regard clair, rieur et souvent malicieux l'apparition d'une interrogation et d'un doute sur la valeur de celui-ci. Aussi, elle répète : Vraiment ? C'est d'accord ? Je m'empresse de confirmer par un oui plus ferme et un regard appuyé et plus dense.

Le bureau des soins est le lieu de départ des membres des équipes et le passage obligé au retour d'interventions. D'étranges lutins composent ces équipes. L'ouïe fine, l'oreille attentive, aux aguets et prompts à répondre à l'appel de la sonnerie (deux signaux sonores aigus consécutifs suivis d'un silence quadruple en durée). Une vue claire et sûre. D'un coup d'œil, l'émissaire doit photographier l'affichage sur les panneaux électroniques, le numéro de la chambre appelante, l'heure, apprécier la nature de l'appel à partir de la connaissance du dossier médical, de son suivi et si possible de celle du patient concerné. Une telle estimation permet celle du degré d'urgence de la réponse à apporter, tout en ayant celle de l'état du patient et de la gravité de son affection. Tout cela n'est pas facile, la vivacité de la réflexion est de rigueur, et même la nuit, il vaut mieux être éveillé ! Surtout dans le cas d'appels multiples et simultanés.

Ah ! Certains jours, maudite soit la lune. Même débordé, l'émissaire du bureau des soins, entrant dans la chambre, camoufle sa précipitation et son éventuel essoufflement qui peuvent inquiéter, tout comme une certaine nonchalance risque d'accentuer le sentiment d'isolement chez le malade. Au bout de la sonnerie, il y a un patient, un appel à l'aide. Il attend. Si elle se prolonge, cette attente peut enclencher la spirale malaise-angoisse. Il n'est pas toujours facile de prévoir la nature de la demande à l'origine de l'appel. Cela dépend de l'heure, du jour, de l'état médical et du ressenti du patient. Quoi de plus complexe et variable que le ressenti de chacun.

Dans ce couloir, les lutins qui veillent sur les malades nous étonnent tous les jours. Lors des changements d'équipes, quel plaisir d'entendre leurs rires, les éclats de voix de ceux qui arrivent, le pas rapide de ceux qui partent. Ils sont une fenêtre sur le dehors, l'autre monde, celui des bien portants.

Combien de fois avons-nous pu, en une journée, bénéficier de la gentillesse et de l'empathie de chacun des membres de l'équipe. L'empathie n'est pas la complaisance. Comment pourrais-je oublier cette ferme interpellation de l'une d'entre elles, « Monsieur, je vous interdis de parler de vous comme cela ! ». Ce jour-là, harcelé par la douleur, submergé par les effets secondaires du traitement, je me lamente et manifeste, à mon endroit, peu d'estime. Son intervention ferme m'a empêché de sombrer. Gentillesse, empathie, fermeté, mais aussi chaleureuses salutations de début ou de fin de journée, disponibilité et écoute. Et si, résultat de la rudesse de l'existence, une incompréhension se fait jour, aucun d'entre eux ou d'entre elles ne refuse d'en discuter ! Quel soulagement de pouvoir ainsi évacuer quiproquo et préjugés et maintenir cette bonne humeur si utile pour nous, malades et donc affaiblis.

Le pas léger et alerte, la démarche féline, certaines à pas comptés et d'autres sans compter, le visage ouvert et jamais sombre, le plus souvent traversé par un sourire rassurant, voilà les traits particuliers de l'équipe de soins. De curieux acronymes désignent leurs fonctions et qualifient leurs métiers : ID, IDE, ASH, auxquels est souvent accolé un des termes suivants : adjoint, remplaçant, contractuel…

Elles s'appellent Manon, Lorie, Christine, Lou, Edwige, Grace, Gabrielle, etc.

De nuit comme de jour, elles sont là, pour la vie, celle des autres, dont la mienne. Cher lecteur, encore quelques mots. Ce couloir, sillonné par l'équipe de soins, est aussi le lieu de passage des parents et amis des personnes hospitalisées et surtout de tous ceux dont le travail assure le fonctionnement des unités de soins. Ainsi dès 6h30 et tous les jours surgit la balayeuse-laveuse, la rotation des balais-brosses activée. De la taille d'un petit tracteur, conduite par l'élégante Marie Jo, la lessiveuse passe et repasse, profitant qu'à cette heure matinale le couloir est encore désert. Place donc à la propreté. Sans propreté, pas d'hygiène. Nul besoin de s'enquérir de son passage. Sa vitesse fait vibrer le sol, son moteur a le niveau sonore des camions du Paris-Dakar. Nulle obligation de respecter la quiétude des locataires, priorité à la propreté et à la rapidité d'exécution. La dextérité et la ponctualité de Marie Jo en sont la garantie. Quant aux chambres, elles font quotidiennement l'objet de l'action du balai humide et du chiffon à poussière, maniés avec souplesse par l'équipe aux blouses bleues ou blanches. Nous nous croisons plusieurs fois par jour, et nous pouvons ainsi un peu nous connaitre. Et à la fin, une fois n'est pas coutume, si on se mettait à croire au père Noël !

GLOIRE AUX AIDANTS !

Gloire à tous les aidants compagnons de vie devenus garde-malades sous contrat à durée illimitée.

À toutes celles et ceux qui découvrent la puissance du ressenti, à ce moment-là, un sentiment de vide intérieur aux parois lisses

À tous celles et ceux qui vont découvrir un des contenus concrets et parfois même l'existence de la formule prononcée le jour de l'union célébrée : *pour le meilleur et pour le pire*

Aux enfants, petits et grands, qui ne disposent d'aucun argument ni d'aucune circonstance particulière leur permettant d'échapper aux diverses obligations découlant de la gravité de cette maladie qui vient de s'abattre avec fracas sur la famille.

Gloire, aussi, aux aidants dont le dévouement enveloppe la conscience professionnelle, entremêlée d'une pincée, renouvelable si nécessaire, de fatalisme,

Gloire aux proches et aux aidants qui par empathie avec la famille apportent ou tentent d'apporter une oreille bienveillante aux premiers déconvenues et étonnements de la famille du malade face au comportement et aux facéties imprévisibles de celui-ci.

Gloire à toutes celles et ceux qui, chacun selon ses moyens, cherchent par eux-mêmes à élargir leurs connaissances, à construire leurs propres points de vue, rejetant pêlemêle préjugés, idées reçues, le poison de la « pensée unique », la bêtise du conformisme.

COMMENT JE ME SENS AUJOURD'HUI ?

Mon traitement rassemble les prescriptions, les indications et les remarques personnalisées d'un médecin du service de neurologie d'une clinique, du généraliste de mon quartier qui reçoit les comptes rendus de l'activité de chacun des soignants engagés, d'un psychiatre hospitalier, du chef de service de médecine physique et de réadaptation d'un hôpital parisien, d'une psychomotricienne, d'une sophrologue-naturopathe agréée, d'un ostéopathe/posturologue, d'un kinésithérapeute, d'une réflexologue énergétique chinoise et certifiée FFR, d'une équipe d'infirmières libérales qui, en relation avec le médecin généraliste, vérifie deux à trois fois par jour les prises de dopamine ingérées sous forme d'un comprimé de Stalevo, ainsi que mon état général.

Sans oublier les informations et produits proposés par un herboriste réputé et des laboratoires tels l'Atrémorine, laboratoires Fenioux.

Aujourd'hui, toujours guidé par la recherche d'un point milieu ou point d'équilibre, caractérisé par :

- La réduction des effets indésirables, appelés aussi effets secondaires de la dopamine (hallucinations, dyskinésie et les crampes invalidantes)
- Réduction importante du niveau des douleurs
- Le retour à un sommeil réparateur entre 22 h et 6 heures.

Malgré l'état calamiteux de trois lombaires, et les poussées d'arthrose, l'objectif de surmonter l'effet paradoxal de la Dopamine est à ma portée. Depuis la mise en œuvre au premier mars d'un nouveau traitement, nous avons pu abaisser le niveau de dopamine de 8 prises quotidiennes à 5 prises.

Les premiers résultats sont encourageants : quasi-disparition des hallucinations et de la dyskinésie, forte réduction du blocage lié aux crampes, et sommeil réparateur. Ces résultats renforcent la volonté de me sortir de l'étau de cette maladie.

À tous, notamment les soignants, faisons bon usage du dicton expérimental : « *un pas en arrière, deux pas en avant et un pas de côté.* »

Postface

Comme Florence, j'ai aidé mon mari autant que faire se peut, à finaliser ce livre. C'est un témoignage très fort. Je l'ai écouté à voix haute et j'ai été saisie. Car non seulement Denis évoque sa maladie, sa souffrance et son combat mais il parle aussi du plus profond de l'être humain, du ressenti éprouvé quand on est diminué, affaibli, avec cette solitude qu'il décrit si bien. J'ai compris combien, même s'il fait souvent bonne figure, il lui faut d'énergie et de force pour résister et toujours chercher en lui-même le courage de continuer. Beaucoup de ses compagnons d'infortune ont disparu et chaque fois, c'est un choc qui n'est pas sans conséquence. Les émotions ont un impact terrible sur l'état moral et physique d'un malade de Parkinson. Elles le transforment d'une minute à l'autre en blocage et anxiété. Et là, seuls le courage et la pugnacité permettent de sortir de cet état.

En revanche, comme aidant au quotidien, je considère qu'il n'est pas normal que ce soit un proche qui endosse ce rôle. D'épouse, on devient ménagère, cuisinière, lavandière, infirmière, et les relations peuvent se tendre du fait de quiproquos et de manque de détachement. Garder son self contrôle peut-être aussi difficile à gérer que les poussées de la maladie à contrôler. Il n'y a pas de structure d'accueil pour des malades qui ne sont pas âgés, il n'y a pas de lieux d'accueil pour changer d'air et que l'aidant puisse se reposer. Alors, même si nous sommes unis pour « le meilleur et pour le pire », cela doit changer.

Annexes

Annexe 1 : Les chiffres clés sur la maladie de Parkinson

- 270 000 personnes sont atteintes, 2e maladie après Alzheimer
- La maladie de Parkinson est la 2e cause de handicap moteur chez la personne âgée
- Prévision de hausse de 56 % du nombre de malades d'ici 2030, estimation : actuellement 25 000 diagnostiqués environ par an.

Annexe 2 : La parole à quelques professionnels de la santé

Nous constatons depuis le début des années 2000 un regain de publications dans les revues spécialisées consacrées à des études utiles immédiatement à la définition de traitement pour au moins améliorer le quotidien de ceux qui sont atteints de la maladie de Parkinson, faute de vaincre cette maladie. C'est le cas des études sur le sommeil qui ont mis en évidence l'efficacité de l'hormone mélatonine dans l'endormissement et la qualité du sommeil. Celle-ci est active entre 22 h et 6h, période pendant laquelle elle vérifie la qualité des liaisons neuroniques et exerce ses talents de réparatrice. Son rôle est d'autant plus important que le sommeil des malades est profondément perturbé avec une chute impressionnante de la durée totale de celui-ci. Ce n'est ni le lieu ni dans mes capacités de développer plus cet aspect passionnant. Et maintenant, donnons la parole à quelques professionnels de la santé.

Annexe 3 : Extrait de l'article du Parisien du mardi 11 avril 2017

« *En cette journée mondiale de Parkinson, le professeur Jean-Philippe Azoulay, chef du pôle neurosciences clinique de l'hôpital de la Timone à Marseille (Bouches-du-Rhône) nous parle de nouvelles pistes inédites dans la lutte contre cette pathologie qui touche près de 200 000 personnes en France. (...) « On ne peut pas guérir, mais on peut réduire les symptômes. L'espérance de vie est d'une vingtaine d'années voire plus chez les jeunes qui répondent mieux aux traitements. Sait-on ralentir sa progression ? Ce n'est pas encore le cas, mais il y a eu des avancées récentes depuis vingt-cinq ans.* » Les propos de ce professeur confirment le constat de la progression de la maladie de Parkinson non seulement chez les personnes d'un certain âge, mais chez les jeunes générations. Quant aux progrès de ces vingt-cinq dernières années évoqués ici, ils témoignent qu'il n'y a pas que moi qui suis victime d'hallucinations.

Annexe 4 : Extraits d'Interview d'Yves AGID, fondateur de l'Institut du cerveau, publiés en 2015 dans le bulletin de juillet/août/septembre, édité par l'institut

Question : « *Décrivez-nous le cerveau* »

« *À l'œil nu, c'est une masse gélatineuse de 1350 grammes environ chez l'homme, un peu moins chez la femme. Cette masse est séparée entre deux hémisphères qui contiennent de l'eau, de la graisse, des vaisseaux, des cellules gliales et quelque 100 milliards de neurones. Chaque neurone a environ dix mille contacts avec ses voisins et produit près de mille signaux par seconde... Un milliard de signaux passent chaque seconde dans votre tête ! (...) Dernier point : le cerveau consomme 20 % de l'énergie du corps. Cela donne une idée de la complexité de ce pilote de nos vies. Le cerveau est dans l'infiniment petit ce que notre galaxie et ses cent milliards d'étoiles sont dans l'infiniment grand. Il est un univers et il a une particularité unique : lui seul a la capacité de s'étudier.* »

Question : « *vous avez toujours voulu marier la neurologie avec la psychiatrie. Pourquoi ?* »

« *Dès mes premières années d'exercices, j'ai été frappé par la séparation entre la psychiatrie de ville, surtout la psychanalyse et la médecine hospitalière qui recevait les grands malades ; les schizophrènes, les psychotiques. Cette dissociation est pour moi une erreur idéologique. Il faut rapprocher ces deux champs d'études. Les neurologues doivent apprendre à être à l'écoute des malades, les psychiatres doivent savoir comment fonctionne le cerveau. Certains prescrivent des médicaments sans même connaitre le cerveau. Ce n'est pas sérieux. Comme Freud le disait lui-même « tout ce que je dis, c'est très joli, mais cela restera de la poésie si nous n'arrivons pas à élaborer une nouvelle biologie* ».

Annexe 5 : Extrait de l'interview de Carine Karachi, neurochirurgienne au centre hospitalier de la Pitié-Salpêtrière, publié le 6 octobre 2021, dans l'hebdomadaire *Télérama*.

Après avoir évoqué ses débuts de carrière, le docteur Karachi, à la question : vous parlez souvent de vous, les chirurgiens, comme des bricolos. Madame Karachi répond : « *le contraste est tout de même saisissant, entre cet organe sophistiqué et les outils que nous utilisons pour l'opérer, tellement basiques : les petites spatules, les dissecteurs, le bistouri... Tout cela est plutôt grossier. Pour réparer un organe aussi complexe sur lequel il reste tant à apprendre.*

C'est ce contraste qui m'a poussé à mener deux carrières en parallèle, la recherche en neuroscience et la neurochirurgie. (...) la compréhension de l'activité du cerveau me guide dans mon geste pour stimuler les réseaux neuronaux dysfonctionnels, responsables des maladies de Parkinson, Gilles de la Tourette... le courant électrique envoyé au sein des structures cérébrales est profondes ? capable de rétablir une motricité presque normale en supprimant les mouvements anormaux, les tics... mais aussi les pensées anormales comme les obsessions. »

« L'équipe au bloc est entièrement mobilisée au service du patient. On fait de notre mieux, tous ensemble, pour lui et quand on le réveille – car on le réveille pendant l'opération afin de procéder à certaines vérifications in vivo, telles les facultés de langage par exemple. C'est un moment vraiment particulier, le patient devient le témoin direct de ce que je fais à son cerveau, je reconnais que c'est... un peu spécial. Mais on ne se sent pas pour autant super puissant : savoir qu'environ 30 % de nos patients seulement sont vraiment aidés par notre intervention, cela rend humble. Et puis on se demande toujours si on n'aurait pas obtenu de meilleurs résultats en plaçant l'électrode de 0,4 mm plus à gauche ou plus à droite... La perspective de coller un handicap définitif au patient devient insupportable. »

Annexe 6 : Trois importantes découvertes sur le cerveau et essentielles pour la lutte contre la maladie de Parkinson

- 1958 : découverte de la mélatonine
- 1961 : découverte de 6-méthoxy-harmalan.
- 1994 : découverte de la Valentonine

La Valentonine hormone du sommeil et appelée aussi hormone de la nuit a été découverte en 1994 par le professeur JB Fourtillan. Cette hormone est sécrétée par la glande pinéale entre 22 heures et 6 heures du matin soit pendant huit heures en même temps que deux autres hormones, la mélatonine et le 6-méthoxy-harmalan. La mélatonine a été découverte par Lerner en 1958. Son rôle essentiel est de protéger les neurones de leur destruction progressive par les radicaux libres oxygénés, produits au cours de la respiration aérobique normale, nécessaire à la fabrication d'énergie pour l'organisme. Le 6-metoxy-harmalan a été identifié dans la glande pinéale en 1961 par Mc Isaac. Celle-ci est l'hormone de la veille et plus généralement l'hormone du jour. Ces trois hormones constituent le système de veille-sommeil qui régule à partir de 22 heures et pendant 24 heures les vies psychiques et végétatives de l'organisme.

Table des matières

Structures éditoriales du groupe L'Harmattan

L'Harmattan Italie
Via degli Artisti, 15
10124 Torino
harmattan.italia@gmail.com

L'Harmattan Hongrie
Kossuth l. u. 14-16.
1053 Budapest
harmattan@harmattan.hu

L'Harmattan Sénégal
10 VDN en face Mermoz
BP 45034 Dakar-Fann
senharmattan@gmail.com

L'Harmattan Cameroun
TSINGA/FECAFOOT
BP 11486 Yaoundé
inkoukam@gmail.com

L'Harmattan Burkina Faso
Achille Somé – tengnule@hotmail.fr

L'Harmattan Guinée
Almamya, rue KA 028 OKB Agency
BP 3470 Conakry
harmattanguinee@yahoo.fr

L'Harmattan RDC
185, avenue Nyangwe
Commune de Lingwala – Kinshasa
matangilamusadila@yahoo.fr

L'Harmattan Congo
219, avenue Nelson Mandela
BP 2874 Brazzaville
harmattan.congo@yahoo.fr

L'Harmattan Mali
ACI 2000 - Immeuble Mgr Jean Marie Cisse
Bureau 10
BP 145 Bamako-Mali
mali@harmattan.fr

L'Harmattan Togo
Djidjole – Lomé
Maison Amela
face EPP BATOME
ddamela@aol.com

L'Harmattan Côte d'Ivoire
Résidence Karl – Cité des Arts
Abidjan-Cocody
03 BP 1588 Abidjan
espace_harmattan.ci@hotmail.fr

Nos librairies en France

Librairie internationale
16, rue des Écoles
75005 Paris
librairie.internationale@harmattan.fr
01 40 46 79 11
www.librairieharmattan.com

Librairie des savoirs
21, rue des Écoles
75005 Paris
librairie.sh@harmattan.fr
01 46 34 13 71
www.librairieharmattansh.com

Librairie Le Lucernaire
53, rue Notre-Dame-des-Champs
75006 Paris
librairie@lucernaire.fr
01 42 22 67 13

www.ingramcontent.com/pod-product-compliance
Lightning Source LLC
LaVergne TN
LVHW051411061026
849535LV00009B/3481
* 9 7 8 2 1 4 0 4 9 8 1 4 5 *